W0054710

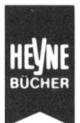

HEYNE
BÜCHER

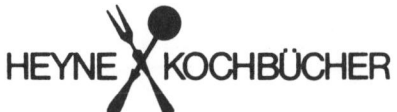

HEYNE KOCHBÜCHER

DR. ANNE CALATIN

Die Rotations-Diät

Diagnose und Hilfe bei Nahrungsmittelallergien

Originalausgabe

WILHELM HEYNE VERLAG
MÜNCHEN

HEYNE KOCHBÜCHER
Nr. 07/4475

5. Auflage

ISBN 3-453-00215-6

INHALT

Die Vorgeschichte zu diesem Buch

Bücher, Bücher, Bücher... Zwei Stunden lang wanderten wir schon im Labyrinth der Regale von Londons größter Buchhandlung, Foyles in Charing Cross Road, wo man so manches Buch, das man dringend sucht, nicht findet, wohl aber einiges, was man nicht erwartet hat. Wir waren im Kellergeschoß gelandet, dem Reich der üppig ausgestatteten Kochbücher, appetitlich im Vierfarbendruck »angerichtet« wie ein riesiges Schlemmerbuffet. In einer Ecke jedoch fanden sich asketisch schmale Taschenbücher, die Diäten beschrieben. Aus einem Dutzend verschiedener Schlankheitskuren — alle garantiert die einzig erfolgreichen! — wählte ich ein Bändchen heraus mit dem sonderbaren Titel: »Not all in the mind — how unsuspected food allergy can affect your body — and your mind« (Es ist nicht alles »psychisch« — wie eine unvermutete Nahrungsmittel-Allergie Ihrem Körper Schaden zufügen kann — und Ihrer Psyche). Unschlüssig blätterte ich es durch, zeigte es meinem Mann und — müde von all den Versprechungen der vielen Diätsysteme — schob es wieder ins Regal zurück. Peters Verdienst ist es, daß wir es doch kauften. Er zog sich mit Buch und Kinderwagen, in dem sich unsere zweijährige Tochter befand, in ein kleines Restaurant zurück. Als ich später dort eintraf (ich hatte mir noch einmal die Buchabteilung Chemie vorgenommen), sah er mich zunächst gar nicht, so vertieft war er in seine Lektüre. Plötzlich schaute er auf und sagte: »*Das* ist die Lösung für unsere Probleme!« Mit »Probleme« waren in unserem Fall gemeint:

Kopfschmerzen, Konzentrationsstörungen, Erschöpfungszustände, Verdauungsbeschwerden, rheumatische Anfälle, »vegetative Dystonie«, Depressionen — kurz all das, wofür es schließlich nur Aspirin gibt oder Psychotherapie.

Am nächsten Morgen, nachdem ich das seltsame Buch ganz durchgelesen hatte, rief ich den Autor, Dr. Mackarness in Basingstoke, an. Das war im September 1977. Wir wurden uns schnell einig, und ich übersetzte das Buch, es war die erste deutsche Veröffentlichung über das medizinische Fachgebiet Klinische Ökologie. Inzwischen sind weitere erschienen (s. Literaturverzeichnis), und die Klinische Ökologie hat sich in ihrem Ursprungsland Amerika und in andern englischsprachigen Ländern ausgebreitet und weiterentwickelt. Auch in Deutschland gibt es bereits einzelne Ärzte, die nach den Methoden der Klinischen Ökologie behandeln (Adressen s. Anhang). Für uns und viele andere hat sich die Klinische Ökologie inzwischen wirklich als die Lösung für vielfältige gesundheitliche Probleme erwiesen, die trotz jahrelangen Bemühungen von seiten der Fachmedizin und auch der Psychotherapie nicht gefunden werden konnte.

Gerade bei den häufigsten chronischen Leiden ist die eigentliche Ursache dem Fachmediziner noch verborgen. Er kann meist lediglich symptomlindernde Mittel anwenden, die wiederum schwere Nebenwirkungen entwickeln können: Denken Sie an die zahlreichen Rheumamittel, die in den letzten Jahren aus dem Handel genommen werden mußten, weil sogar Todesfälle eintraten! Rheumatische und arthritische Erkrankungen, entzündliche Darmerkrankungen wie Morbus Crohn und Colitis ulcerosa, Blutdruckanomalien, Asthma bronchiale führen für den Betroffenen nach Jahren chronischen Verlaufs meist trotz allen, auch alternativen, Therapien zu einschneidenden Behinderungen (ganz abgesehen von den enormen Kosten für den einzelnen und die Allgemeinheit).

In vielen dieser Fälle ist die Ursache »nur« eine Überempfindlichkeitsreaktion (»Allergie«) gegen Bestandteile des täglichen Speisezettels!! Selbst hartnäckiges Übergewicht löst sich unter diesem Aspekt fast immer wie von selbst, sobald zur Rotations-Diät als Therapieform gegriffen wird (s. S. 43 ff.).

Es gibt inzwischen mehrere »Rezepte« für Rotations- und ähnliche Diäten auf dem Büchermarkt. Sie sind meist aus dem Amerikanischen (Englischen) übersetzt und beruhen auf Ernährungsgewohnheiten, die sich in manchen Punkten stark von den unseren unterscheiden. Die hier vorgestellte Diät ist auf mitteleuropäische Verhältnisse zugeschnitten (wenn sie auch einige recht exotische Zutaten und Rezepte enthält!) und ist außerdem auch für Berufstätige praktikabel. Gleich im ersten Kapitel werden Sie sehen, daß die Häufigkeit von Allergien gegen bestimmte Nahrungsmittel eng mit den jeweiligen Eßgewohnheiten zusammenhängt. Im übrigen handelt es sich hierbei um eine erschwingliche Diät.

Was bedeutet »Rotations-Diät«?

Kurz gesagt: Bei dieser Diät wird jedes Nahrungsmittel nur einmal alle vier (bis sieben) Tage gegessen. Logischerweise ergibt sich daraus ein höchst abwechslungsreicher Speisezettel.

Nun werden Sie fragen: Wozu dieser Aufwand? Ich esse jeden Tag mein Brötchen (oder Müsli) und trinke meinen Kaffee (und/oder Orangensaft) zum Frühstück — was soll daran falsch sein?

Um Ihnen dies zu erklären, muß ich etwas weiter ausholen. Wenn Sie sich allezeit wohl fühlen und nie von Kopfweh, Herzjagen, Rücken- und Gliederschmerzen, Verdauungsbeschwerden, langwierigem Schnupfen, Hautausschlag, unzeitgemäßer Müdigkeit geplagt werden, können Sie an dieser Stelle das Buch zuklappen und in den Laden zurückbringen. Tauschen Sie es gegen einen Simmel und freuen sich Ihres Lebens, denn Sie gehören zu den wenigen Menschen, denen Nahrungsmittel-Allergien (und andere umweltbedingte Erkrankungen) — noch — nichts anhaben können. Oder legen Sie es zuhinterst in eine Schublade — wer weiß, vielleicht können Sie es später einmal brauchen!

Wenn aber, nach eingehender medizinischen Untersuchungen ohne »organischen« Befund, Ihr Arzt sich keinen anderen Rat mehr weiß, als Ihnen Schmerztabletten, Cortisonpräparate oder Beruhigungsmittel zu verschreiben, oder Sie als »psychosomatischen Fall« bezeichnet, dann sollten Sie dieses Buch auf jeden Fall lesen!

Daß einzelne Menschen bestimmte Nahrungsmittel nicht

vertragen, die andere ohne Beschwerden essen können, hat schon der griechische Arzt Hippokrates vor über zweitausend Jahren beobachtet. Doch erst im 17. Jahrhundert wurde die Idee wieder aufgenommen, und es wurden vereinzelt Berichte geschrieben, so zum Beispiel über Zusammenhänge zwischen Wein- oder Milchgenuß und Asthmaanfällen. Weitere 200 Jahre mußten ver gehen, bis Samuel Gee, ein englischer Arzt, 1888 als erster das Krankheitsbild der *Zöliakie* beschrieb. Sie äußert sich bei kleinen Kindern in ständigen Bauchschmerzen und Durchfällen, bei denen der Stuhl hell lehmfarben und fettig erscheint, sobald die erste Getreidenahrung gegeben wird. Erst 1950 wurde aufgeklärt, daß die Zöliakie eine (wahrscheinlich angeborene) Unverträglichkeitsreaktion auf einen Bestandteil des Klebereiweißes im Weizen und in verwandten Getreidearten ist. Bei den Betroffenen führt sie zur Zerstörung der Dünndarmzotten; daraus ergibt sich eine schwere Mangelernährung, da nicht mehr genügend Nahrungsstoffe, Vitamine und Mineralien aus dem Darm ins Blut aufgenommen werden können (»Malabsorptions-Syndrom«). Der Facharzt kann die Erkrankung durch eine Dünndarmbiopsie diagnostizieren. Beim Erwachsenen, der auch von der Krankheit befallen werden kann, sind die Symptome oft nicht so offensichtlich wie beim Kleinkind. Wenn die vier glutenhaltigen Getreide (Weizen, Roggen, Hafer, Gerste) aus der Ernährung konsequent ausgeschlossen werden, bilden sich die Krankheitserscheinungen zurück, und die Dünndarmschleimhaut regeneriert sich wieder. Eine echte Heilung gibt es nicht, da jeder erneute Verzehr der genannten Getreide die Krankheit wieder aufflammen läßt. Gerade beim Erwachsenen ist Zöliakie (in verschiedenen Schweregraden) wahrscheinlich häufiger, als sie diagnostiziert wird.

Francis Hare, ein australischer Psychiater, veröffentlichte

schon 1905 in London sein zweibändiges Mammutwerk »The Food Factor in Disease« (Der Nahrungsfaktor bei Krankheiten). Es ist bemerkenswert deshalb, weil seine Beobachtung, daß der Konsum von Zucker und Feinmehlprodukten eng mit Beschwerden wie Kopfweh, Verdauungsstörungen, Erschöpfungszuständen, aber auch psychischen Verstimmungen zusammenhängt, heute wieder Gegenstand der Diskussion ist. 1931 erschien das Buch »Food allergy« (Nahrungsmittel-Allergie) des amerikanischen Arztes Albert Rowe. In ihm wird zum erstenmal die Eliminierungsdiät (Weglaß-Diät) beschrieben: Eine Gruppe verwandter Nahrungsmittel (z. B. alle Getreidearten und ihre Produkte) wird für 3 bis 6 Wochen aus dem Speisezettel gestrichen und danach, wenn der Patient seine Symptome verloren hat, in Testmahlzeiten wieder eingeführt. Das Wiederauftreten der Symptome beweist den allergenen Charakter des Nahrungsmittels. Die Therapie, die Rowe empfahl, bestand darin, das krankmachende Nahrungsmittel im täglichen Speisezettel durch ein für den Patienten verträgliches zu ersetzen (z. B. Weizen durch Roggen oder Hafer, oder wenn der Patient allergisch auf alle Getreide reagierte, durch Buchweizen). Daß der Patient dadurch in ungeahnte Schwierigkeiten geraten kann, werden Sie später lesen.

Rowe hatte bereits beobachtet, daß Reaktionen auf Nahrungsmittel nicht immer sofort nach dem Verzehr auftreten (wie z. B. Anschwellen der Lippen, mit dem manche Menschen auf Fisch oder Krabben reagieren), sondern oft Stunden, sogar Tage später. Das macht es natürlich schwer, eine bestimmte Speise als Auslöser der Beschwerden zu erkennen, vor allem dann, wenn man in der Zwischenzeit viele verschiedene Nahrungsmittel ißt.

Ein anderer amerikanischer Arzt, Herbert Rinkel, entdeckte 1933, wie man eine solche verzögerte Reaktion in eine Sofortreaktion umwandeln kann, was die Diagnose außerordentlich erleichtert. Er entdeckte das Prinzip der *maskierten* Allergie in einem unfreiwilligen Selbstversuch. Um Geld zu sparen, lebte er während seines Medizinstudiums fast ausschließlich von Eiern, die ihm sein Vater von der elterlichen Farm kistenweise schickte. Während der vier Jahre seines Studiums wurde er immer kränker; er litt an Halsweh, Kopfschmerzen, Ohrenkrankheiten und Dauerschnupfen. Eines Tages las er Rowes Arbeiten über Nahrungsmittel-Allergien und machte ein Experiment: er aß sechs Eier so schnell wie möglich, um eine akute Reaktion hervorzurufen, falls die Eier die Ursache seiner Leiden wären. Aber es geschah nichts, im Gegenteil, er fühlte sich zunächst wohler als sonst. Es dauerte noch einige Jahre, bis er auf die Idee kam, das entgegengesetzte Experiment durchzuführen: er aß vier Tage keine Eier mehr. Bereits am dritten Tag waren alle seine Beschwerden praktisch verschwunden. Am fünften Tag hatte er Geburtstag und aß ein Stück vom Geburtstagskuchen. Zehn Minuten später brach er bewußtlos zusammen und kam mehrere Minuten nicht mehr zu sich. Er erkannte, daß die Eier im Kuchen eine Sofortreaktion ausgelöst hatten, nachdem das Weglassen ihn hochempfindlich gemacht hatte. Als echter Wissenschaftler wiederholte er den Selbstversuch und bekam das gleiche Ergebnis. Die so gefundene Methode zur »Demaskierung« der Nahrungsmittel-Allergie wandte er dann bei seinen Patienten an, mit überzeugendem Erfolg. Er legte der führenden wissenschaftlichen Fachzeitschrift »Annals of Allergy« seine Ergebnisse vor, doch wurde sein Artikel prompt zurückgewiesen. Rinkel war dadurch so entmutigt, daß er erst acht Jahre später, nachdem er mehr als 20 000 Einzeltests an Patienten durchgeführt hatte, seine Erkenntnisse einem wissenschaftlichen Forum vortrug. Rinkel gab folgende Definition: »Wenn jemand ein Nahrungsmittel täglich oder fast täglich zu sich nimmt, kann er allergisch dagegen sein, ohne es je als Ursache seiner Krankheitssymptome zu verdächtigen. Gewöhnlich ist es so, daß man sich nach dem Verzehr dieses Nahrungsmittels *wohler* fühlt als vor der Mahlzeit. Dies nennt man maskierte Nahrungsmittel-Allergie.«

Leider ist es nicht damit getan, nach der Demaskierung das allergieauslösende Nahrungsmittel im täglichen Speisezettel durch ein anderes, »harmloses«, zu ersetzen. Auch auf dieses kann der Patient durch häufigen Verzehr nach einiger Zeit eine maskierte Allergie und entsprechende Beschwerden bekommen. Dr. Rowe, der Erfinder der Eliminierungsdiät, soll am Ende seines Lebens nur noch drei verschiedene Nahrungsmittel vertragen haben (welche, ist nicht überliefert).

Dr. Rinkel fand bei einigen seiner hochempfindlichen Patienten, daß sie innerhalb von wenigen Tagen eine neue Allergie auf ein »harmloses« Ersatz-Nahrungsmittel entwickelten, wenn sie es ein bis mehrmals täglich verzehrten.

Diese Beobachtung brachte ihn darauf, die »abwechslungsreiche Rotations-Diät« zu entwerfen, um seine Patienten vor dem Schicksal Dr. Rowes zu bewahren. Seitdem ist die Rotations-Diät in der Klinischen Ökologie ein unentbehrliches Mittel der Diagnose und Therapie bei Nahrungsmittel-Allergien. Sie wirkt der Anhäufung negativer Auswirkungen eines Nahrungsmittels und der Überlastung unseres Organismus entgegen.

In der heutigen Zeit ist noch ein anderer Aspekt in Betracht zu ziehen: Einzelne Nahrungsmittel sind mehr oder weniger stark mit verschiedenen Umweltchemikalien, und, nach Tschernobyl, leider auch mit Radioaktivität belastet. Abwechslungsreiche Ernährung hilft, diese

Risiken zu »streuen« und nicht täglich mit denselben Schadstoffen belastet zu werden.

Daß in der maskierten Allergie ein Suchtelement steckt, erkannte Dr. Theron Randolph aus Chicago, der eigentliche Begründer der Klinischen Ökologie, schon vor 40 Jahren. Ein Suchtmittel nimmt man ein, um sich wohler (entspannter, angeregter) zu fühlen. Merkwürdigerweise kann man ein ähnliches Wohlgefühl erleben, wenn man etwas ißt oder trinkt, wogegen man maskiert allergisch ist. Fast jeder von uns kennt dies von Alkoholgenuß oder von der gewohnten Tasse Kaffee, die wir geradezu herbeisehnen, wenn es wieder einmal »Zeit dafür« ist. Je empfindlicher wir dagegen sind (je stärker die »Allergie« ist), desto stärker ist die Anregung, die wir erleben. Das kann bis zu rauschähnlicher Euphorie oder übererregten Zuständen (Hyperaktivität, Manie) gehen.

Diese Anregungszustände (oder Plus-Stadien nach Dr. Randolph) lassen allerdings bald nach und weichen einem mehr oder weniger »flauen« Gefühl, zunehmender Reizbarkeit, Ermüdung, »Gehirnleere«, Schmerzen aller Art, in Extremfällen tiefer Depression (Minus-Stadien nach Dr. Randolph). Unbewußt greifen wir meist nach dem sofort wirksamen Gegenmittel: Eine neue Dosis unseres »Dope« ist fällig! Und »Dope« sind nicht nur die bekannten Genußmittel und Drogen, es können auch ganz »harmlose« Nahrungsmittel sein, zum Beispiel Milch.

Dazu eine kleine Geschichte, die ich selbst erlebt habe: Unsere Nachbarn kamen an einem Sonntagnachmittag zu Besuch mit ihrer siebenjährigen Tochter und dem fünfjährigen Sohn. Es sind reizende Leute, nur dem Söhnlein sehen wir meist mit Bangen entgegen, denn er ist ein Lehrbuchbeispiel für Überaktivität. Auch diesmal stürzte er sich gleich mit Geschrei auf die Katzen, die entsetzt am nächsten Baum hochsprangen, trabte quer über die

Blumenbeete und rannte gegen den gedeckten Kaffeetisch, daß die Tassen schepperten. Nach etwa einer halben Stunde wurde er merklich langsamer, geradezu in sich gekehrt, und verkündete, er wolle ein Glas Milch. Ich schenkte es ihm in der Küche ein, er griff mit leuchtenden Augen danach und schluckte die Milch in wenigen Zügen hinunter. Dann wandelte er gemessenen Schrittes wieder ins Freie. Etwa zehn Minuten später hörte ich ihn laut und sehr vergnügt seiner Schwester und unserer Tochter eine Geschichte erzählen, die in langem und, wie mir schien, unmotiviertem Kichern endete. Urplötzlich startete er los, rammte seinen Vater, der ihm im Weg stand, in den Bauch und hüpfte laut kichernd durchs Gelände, wobei er häufig über die eigenen Füße stolperte. Seine Eltern erzählten uns derweil ganz stolz, daß ihr Sohn freiwillig zu jeder Mahlzeit ein großes Glas Milch trinke, auch zwischendurch mal einen Joghurt esse. Das sei doch soo gesund! Gerade für ein Kind! In das Kichern hatte sich inzwischen etwas anderes gemischt, eine Art Jammerton, der sich hörbar verstärkte. Plötzlich schwieg der kleine Junge und steuerte, mehr stolpernd als gehend, auf den Sandhaufen zu, wo die Mädchen eine Burg gebaut hatten. Mit einem beiläufigen Fußtritt brachte er sie zum Einsturz und versuchte nun, erfolglos, einen Tunnel zu graben. Seine monologischen Unmutslaute gingen langsam in Schluchzen über, seine kleine Gestalt war wie ein Häufchen Unglück auf dem Sandhaufen zusammengesunken, und als seine Mutter sich zu ihm setzte und ihm beim Tunnelbau helfen wollte, starrte er sie an, das Gesicht verzerrt zu einer tränenüberströmten Maske hilfloser Wut, und krächzte heiser: »Ich hasse dich!« Betreten verabschiedeten sich die Gäste und transportierten ihren heulenden Sohn nach Hause. »Jetzt bekommt er noch seine Milch, dann schläft er hoffentlich!« flüsterte die Nachbarin beim Abschied.

Wer nichts über maskierte Allergie und ihre möglichen dramatischen Konsequenzen weiß, wird den Haßausbruch des Kindes als Zeichen eines psychischen Konfliktes zwischen Mutter und Sohn interpretieren. Das wäre in diesem Falle nicht ganz einfach, denn seine Wut richtete sich, ohne Ansehen der Person, gegen jeden, der ihm im unrechten Moment, d. h. im Minus-Stadium seiner Reaktion auf Milch, in die Quere kam, und meine Nachbarin ist eine so liebe- und verständnisvolle Mutter, wie sie sich jedes Kind nur wünschen kann. Und sie ist intelligent! Bevor ich mich durchgerungen hatte, das Thema Milchallergie ihr gegenüber anzuschneiden, begann sie kürzlich selbst davon zu sprechen. Sie vermutete ganz richtig, daß die Hyperaktivität ihres Sohnes und seine häufigen Erkältungskrankheiten etwas mit seiner Ernährung zu tun hätten, und lieh sich Bücher über Klinische Ökologie bei mir aus. Inzwischen schaffte sie es, daß der Junge das Milchtrinken völlig aufgab. Zum Erstaunen und zur Erleichterung der Eltern (und anderer Mitmenschen) sind seine Anfälle von Hyperaktivität und Zerstörungswut seither nicht mehr aufgetreten.

Nahrungsmittel-Allergie — der Feind im Hinterhalt

»Allergie« ist ein Begriff, den heute jeder kennt, denn Zeitschriften, Rundfunk und Fernsehen bringen immer neue Meldungen und Meinungen in die Diskussion. Dabei sind sich die Fachleute keineswegs einig, ob die Allergien in den letzten Jahren zugenommen haben. (Diejenigen, die das abstreiten oder relativieren, sind interessanterweise meist Medizinfunktionäre in gehobenen staatlichen Positionen, oder von der Industrie angestellte Arbeitsmediziner; viele frei praktizierende Kinderärzte, Hautärzte, Hals-Nasen-Ohren-Fachärzte wissen vom Gegenteil zu berichten!)

Mit »Allergie« sind von den Diskutierenden dabei nur die Erkrankungen gemeint, die der Allergologe mit seinen Methoden diagnostizieren kann, nämlich mit Hauttests, Provokationstests, RAST (Radio-Allergen-Sorbent-Test) bei Allergien gegen Pollen, Schimmelpilze, Hausstaub-Milben, Tierhaare, Vogelfedern usw.; mit dem Pflaster- oder Epikutantest auf Chemikalien, die »Kontaktallergien«, d. h. Hautentzündungen oder Ekzeme hervorrufen können.

Als »klassische« allergische Erkrankungen gelten daher nur: Heuschnupfen und andere Formen der allergischen Rhinitis, allergisches Asthma, Nesselsucht, allergisches Ekzem, Ödeme (z.B. Quincke-Ödem: Anschwellen der Augenlider), bestimmte Magen-Darm-Reaktionen (Durchfall, Erbrechen, Koliken).

Allergologen testen manchmal auch auf Nahrungsmittel-Allergien (mit Hauttests, RAST, seltener mit einer Suchdiät, die fatalerweise meist als »Nulldiät« aus Nahrungsmitteln besteht, die zu den häufigsten Allergieauslösern gehören, nämlich Getreideprodukte bzw. Kartoffeln). Gute Allergologen wissen sehr wohl, daß sie mit ihren Tests nur diejenigen Allergien einigermaßen sicher erfassen können, bei denen deutliche Sofortreaktionen auftreten (z. B. bei manchen Fisch- oder Eierallergien); bei »maskierten« Allergien mit Spätreaktionen sind die üblichen Tests nicht sehr zuverlässig (oder ihre Ergebnisse werden vom Allergologen oft nicht richtig bewertet). Bei ihnen finden nämlich teilweise andere Reaktionen des Immunsystems statt als bei den Sofortreaktionen.

Folglich bleiben die meisten Nahrungsmittel-Allergien, und gerade diejenigen gegen täglich verzehrte Grundnahrungsmittel, unentdeckt. Der Facharzt kann sie in den meisten Fällen nicht sicher nachweisen, deshalb hütet er sich, eine solche Diagnose auszusprechen. Häufig sind die Beschwerden der Patienten auch so unbestimmt und sonderbar und haben so wenig mit dem zu tun, was man normalerweise unter Allergie versteht, daß viele Ärzte sie für »psychosomatisch« halten (d. h. durch seelische Konflikte ausgelöst) oder sie schlimmstenfalls gar als hypochondrische Einbildungen abtun.

Besonders tragisch sind die Fälle, in denen der allergische Prozeß nach längerer Zeit zu Gewebszerstörungen und krankhaften Veränderungen der Organe führt, so daß unnötige Operationen vorgenommen werden (z. B. bei den Darmerkrankungen Morbus Crohn und Colitis ulcerosa) oder zunehmende Behinderung und qualvolle Schmerzen auftreten (z. B. bei Arthritis und Rheuma). Werden bei Migräne viele Jahre lang schwerste Schmerzmittel eingenommen, so können diese zu Schädigungen der Leber, der Nieren und des Nervensystems führen.

Gerade bei Migräne hat sich in den letzten Jahren die Nahrungsmittelallergie als Hauptursache erwiesen.

Allergische Erscheinungen können sich praktisch an allen Organen unseres Körpers auswirken, nicht nur an Haut und Schleimhäuten (wie die Allergologen meist behaupten). Vor allem können die Auswirkungen der Allergie anderen Erkrankungen oft täuschend ähnlich sehen, zum Beispiel Infektionskrankheiten, Folgen von Verletzungen oder Abnützungserscheinungen, Tumorerkrankungen. Nicht selten habe ich mit Patienten gesprochen, denen die Angst vor Krebs das Leben verdüsterte, weil sie sich ihre Beschwerden absolut nicht mehr anders erklären konnten, selbst nachdem eingehende fachärztliche Untersuchungen nur negative Befunde erbracht hatten. Für diese Menschen ist es eine wahre Erlösung, wenn sich herausstellt, daß man die Ursache ihrer Leiden und Ängste dingfest machen kann, ja, daß es sich dabei manchmal nur um ein ganz »banales« Nahrungsmittel handelt.

Dr. Mackarness, der Autor des für mich so interessanten Buches, hat die Allergie den »großen Imitationskünstler« unter den Krankheiten genannt. Gerade deshalb aber ist nicht alles von vornherein als »Allergie« zu diagnostizieren, vor allem nicht im »Do it yourself«-Verfahren (wozu Sie unter Umständen neigen, wenn Sie die folgende Symptomenliste gelesen haben!). Ich rate Ihnen dringend, mit ernsteren und längerdauernden Beschwerden *zuerst* zum Allgemeinarzt und zum Facharzt zu gehen. Erst wenn diese mit allen Mitteln der Schulmedizin keine »organische« Erkrankung finden können, sollten Sie eine Testdiät erwägen, die Sie jedoch auch unter ärztlicher Aufsicht durchführen müssen, wenn Ihr Gesundheitszustand schlecht und Ihre Beschwerden ernsterer Natur sind (z. B. bei Asthma, schweren Depressionen, chronisch-entzündlichen Erkrankungen).

Es gibt **fünf Hauptsymptome,** die den Verdacht auf allergischen Ursprung Ihrer Beschwerden nahelegen. Sie können unregelmäßig auftauchen und verschwinden. Wenn Sie zwei oder mehr Symptome bei sich feststellen, ist der allergische Ursprung sehr wahrscheinlich.

1. Chronische Müdigkeit, die durch Schlafen nicht verschwindet.

2. Über- oder Untergewicht, oder starke Schwankungen im Körpergewicht im Laufe des Lebens.

3. Schwellungen (Ödeme) im Gesicht (Augenlider, »Tränensäcke«, Lippen), an den Händen oder Fußgelenken, im Unterleib (Gefühl der Schwere, des Aufgeblähtseins, oft ohne Darmgase).

4. Herzklopfen (Tachycardie), besonders nach dem Essen.

5. Übermäßiges Schwitzen, auch ohne körperliche Anstrengung.

Beschwerden und Krankheiten, deren Ursache oder Verstärkungsfaktor eine Nahrungsmittelallergie sein *kann*

Augen

- **Bindehautentzündung** (v. a. chronische, wenn nicht durch Pollen und andere Inhalationsallergene oder Umweltchemikalien, z. B. Smog, oder Infektion verursacht).
- **Augentränen;** Gefühl, »Sand unter den Lidern« zu haben.
- **Schwellungen** (Ödeme) der Augenlider, starke Tränensäcke, dunkle **Ringe** unter den Augen.
- Chronisch **entzündete Augenlider.**
- Extreme **Lichtempfindlichkeit** der Augen (dunkle Sonnenbrille!).
- **Flimmern** vor den Augen.
- **Unfähigkeit, einen Punkt zu fixieren.**
- **Astigmatismus,** Veränderungen der Sehschärfe. (Ein Augenarzt unter den Klinischen Ökologen berichtet von einem Patienten, der drei verschiedene Brillen brauchte, je nachdem, in welchem Stadium der allergischen Reaktion er sich gerade befand!)
- **Iridozyklitis** (Entzündung der Iris und des Ziliarkörpers; häufig allergischen Ursprungs!)
- Auch **Änderungen des Augeninnendrucks** wurden als Reaktionen auf allergene Nahrungsmittel beobachtet;

ein Zusammenhang mit der Entstehung des Glaukoms (grüner Star) wird von Klinischen Ökologen vermutet.

Ohren

- **Mittelohrentzündungen** und -eiterungen, vor allem, wenn sie bei Kindern immer wiederkehren, sind in den meisten Fällen auf Nahrungsmittel-Allergien zurückzuführen. Die Ursache ist häufig Allergie gegen Kuhmilch.
- **Tubenkatarrh,** meist mit zeitweiser Schwerhörigkeit verbunden.
- **Ohrekzem** (oft verschlimmert durch Modeschmuck, unverträgliche Shampoos, Haarsprays).
- **Schwindelanfälle, Ohrenklingen, Menière-Krankheit (Drehschwindel).**

Atmungsorgane

- **Allergischer Schnupfen** (auch außerhalb der Pollenflugzeiten), dauernd **verstopfte Nase.**
- **Chronische Bronchitis** (neben Luftverschmutzung, besonders durch Heizungs- und Autoabgase, ist eine der häufigsten Ursachen Allergie gegen Kuhmilch).
- **Asthma bronchiale** wird durch eine große Zahl von Inhalationsallergien (Hausstaub und -milben, Schimmelpilzsporen, Pollen, Tierhaare, Vogelfedern, Mehl- oder Holzstaub usw.), aber auch durch Chemikalien und allergene Nahrungsmittel verursacht. Bei der Auslösung von Asthmaanfällen spielt psychischer Streß oft eine bedeutende Rolle. Tests nur unter ärztlicher Betreuung durchführen!
- **Hals- und Mandelentzündungen,** chronisch vereiterte Mandeln.

● **Nebenhöhlenentzündung** (Sinusitis), Kieferhöhlenentzündung und -vereiterung: Wenn allergene Nahrungsmittel aus der täglichen Ernährung ausgeschlossen werden, nimmt die Anfälligkeit für diese Erkrankungen in den meisten Fällen deutlich ab.

Haut

● **Juckreiz, Entzündungen, Ausschläge** können sehr verschiedene Ursachen haben, unter anderem auch Nahrungsmittel-Allergie. Chronischer Juckreiz im After- und Genitalbereich (oft verbunden mit Ausfluß aus Vagina bzw. Harnröhre) kann eine **Candida-Mykose** (Befall mit dem Hefepilz Candida albicans) anzeigen. Sie entwikkelt sich oft nach längerer Einnahme von Antibiotika, Östrogen (»Pille«), Kortison, manchmal während der Schwangerschaft. Sie wird gefördert durch Verzehr von leichtverdaulichen Kohlenhydraten (Zucker, Feinmehlprodukte), hefehaltige Nahrungsmittel (s. S. 91) und coffeinhaltige Getränke. (Mehr über Candida auf S. 90 ff.!)

● **Nesselausschlag** *(Urtikaria)* kann eine unmittelbare Reaktion auf unverträgliche Medikamente, allergene Nahrungs- und Genußmittel, Insektenstiche usw., aber auch auf physikalische Faktoren (Hitze, Kälte, Sonnenbestrahlung) sein; manchmal zeigt Nesselausschlag auch Störungen der Darmbakterienflora oder Wurmerkrankungen an. (Bei Kindern sollte man immer an diese Möglichkeit denken!)

● **Neurodermitis** beginnt oft schon beim Säugling als »Milchschorf«, ein stark juckendes Ekzem, das besonders die Wangen befällt. Beim Kleinkind kann es sich auf Augenumgebung, Ohren, Hals, Rumpf und Gelenkbeugen ausdehnen. Im Erwachsenenalter kann es verschwinden. Oft entwickelt sich dann allerdings Asthma.

Manche Fachärzte betrachten Neurodermitis noch immer als »endogen«, das heißt, daß sie keine äußere Ursache feststellen können. Doch genaue Beobachtung zeigt, daß »exogene« Faktoren wie Nahrungsmittel, Zusatz- und Farbstoffe, Aromastoffe, die ganze Palette »natürlicher« Allergene (Pollen, Schimmelpilze), Tierhaare usw.) und Umweltchemikalien verschlimmernd wirken können, während das gezielte Weglassen der individuellen Allergene die Neurodermitis in vielen Fällen zum Abheilen bringen kann. Die Schwierigkeit besteht vor allem darin, die individuellen Allergene herauszufinden. Im typischen Fall sind es nämlich viele, die — einzeln getestet — nur schwache Reaktionen machen, deren Auswirkungen im täglichen Leben sich jedoch summieren. Unter den Neurodermitis auslösenden Nahrungsmitteln werden am häufigsten Eier, Kuhmilch und Weizen genannt.

● **Schuppenflechte** (Psoriasis) wird in manchen Fällen (nicht immer) gebessert, wenn Nahrungsmittel-Allergien in die Therapie mit einbezogen werden.

● **Akne:** Die starken psychischen Störungen, die eine ausgeprägte Akne in den betroffenen jungen Menschen anrichten kann, sind oft schwerer als die körperlichen Symptome. Es lohnt sich in jedem Fall, Nahrungsmittel-Allergien zu testen, denn dadurch kann sich das Problem überraschend schnell, einfach und ein für allemal lösen! Das Muster der individuellen Allergene kann sehr verschieden sein (bei einem jungen Mann, der kürzlich die Testdiät unternahm, fanden sich folgende: Kartoffeln, Tomaten, alle Arten von Zucker, auch Fruchtzucker und Honig, und vor allem Hefe). Dr. Rowe empfiehlt bei Akne eine fettarme Diät, um die Überproduktion der Talgdrüsen einzuschränken. Auch *Cellulitis* ist oft auf Nahrungsmittel-Allergie zurückzuführen!

Verdauungsorgane

Die meisten Funktionsstörungen im Bereich des Verdauungstrakts sind Reaktionen auf die aufgenommene Nahrung (und/oder chemische Zusatzstoffe). Es sind entweder Allergien oder nicht-allergische Unverträglichkeitsreaktionen (von Infektionen, Darmparasiten und Vergiftungen abgesehen). Ein Beispiel für nicht-allergische Unverträglichkeit ist der *Laktase-Mangel.* Er äußert sich in Blähungen, Bauchweh und Durchfällen nach dem Genuß von (ungesäuerter) Milch, denn es fehlt im Dünndarm das Enzym, das den Milchzucker spaltet; diesen vergären dann Darmbakterien unter Gasentwicklung. Laktasemangel kann angeboren sein (dann vertragen Säuglinge auch keine Muttermilch!) oder sich später entwickeln, oft durch reichlichen Milchgenuß, oder wenn die Dünndarmschleimhaut durch andere Erkrankungen geschädigt ist (z. B. durch Zöliakie, s. S. 13). Auch die *Zöliakie* gilt nicht als Allergie im eigentlichen Sinn. *Verstopfung* ist die wohl häufigste Verdauungsstörung. Sicherlich ist unsere »Zivilisationskost« mit ihrem hohen Anteil an raffinierten Kohlenhydraten (Zucker, Feinmehlprodukte) und geringem Gehalt an pflanzlichen Rohfasern die hauptsächliche Ursache. Doch die »natürlichen« Mittel, die von Ärzten, Naturheilkundigen und Diätfachleuten (und nicht zuletzt der Lebensmittelindustrie!) gegen dieses hartnäckige Leiden empfohlen werden, nämlich Vollkorngetreide, Weizenkleie, Milchprodukte (Joghurt, Dickmilch usw.) sind bei vielen Betroffenen nicht wirksam, im Gegenteil: gerade sie können die Ursache einer allergischen Darmreaktion sein, die sich beim einen in Verstopfung, beim andern in Durchfällen äußert (oder beides in unregelmäßigem Wechsel bei demselben Patienten!). Durch die Testdiät werden Sie die Ursache Ihrer Verstopfung herausfinden. Wenn Getreide für Sie unverträglich sein sollte, brauchen Sie keine Angst zu haben, nicht genügend Rohfasern und Ballaststoffe zu bekommen: Gemüse, Salate und Früchte enthalten reichlich davon!

• **Magen- und Zwölffingerdarmgeschwüre** werden meist mit psychischem und sozialem Streß in Verbindung gebracht. Doch auch hier scheint Allergie im Spiel zu sein, denn sie verschwinden in der Regel für immer, wenn der Patient seine individuellen Allergene in der Nahrung meidet. »Blande Milchdiät« oder Haferschleim ist oft genau das Verkehrte!

• **Dyspepsie, Magenschleimhautentzündung, Darmschleimhautentzündung** (»Magenkatarrh«, »Darmkatarrh«, Gastro-enteritis). Wie beim Magengeschwür wird oft eine für den Allergiker falsche Milchdiät oder Haferschleim empfohlen; auch Zwieback mit Kamillentee muß nicht richtig sein, denn Zwieback enthält Weizen, Hefe, u. U. Milch, und meist Zucker, all dies häufige Allergene. Kamillentee und andere Kräutertees sind nicht für alle Menschen harmlos; auch sie können heftige allergische Reaktionen auslösen! Wenn Sie gerade an einer Gastro-enteritis leiden, ist es nicht sinnvoll, sofort mit der Test- und Rotations-Diät zu beginnen. Heilen Sie erst diese entzündliche Erkrankung aus. Wenn Ihnen Haferschleim und Zwieback keine Erleichterung gebracht haben, ersetzen Sie sie durch Reis (Reisschleim), Pfeilwurzelmehl (Arrowroot), Sago (bzw. Tapioka); gegen diese »exotischen« Stärketräger sind Allergien selten. Essen Sie dazu leichtverdauliche gedünstete Gemüse (z. B. Kompotte aus gedünsteten Früchten ohne Zuckerzusatz, Gurke, Zucchini), und gedünstetes mageres Fleisch (Huhn, Truthahn, Kaninchen), bis Sie das Gefühl haben, wieder etwas »Handfesteres« vertragen zu können.

• **Reizdickdarm-Syndrom** (spastisches Kolon) mit oft kolikartigen Bauchschmerzen, Appetitstörungen, Übelkeit,

Völlegefühl und Blähungen, Verstopfungen und Durchfall im Wechsel, Schleimabgang usw. ist fast immer — Nahrungsmittel-Allergie!

● **Morbus Crohn** (Ileitis regionalis, chronische Entzündung des Dünndarms) kann in den meisten Fällen durch Ausschluß allergener Nahrungsmittel ausgeheilt werden. Beobachtungen deutscher Ärzte haben gezeigt, daß zwischen Morbus Crohn und hohem Zuckerkonsum ein ursächlicher Zusammenhang besteht. Führen Sie Nahrungsmitteltests nur unter ärztlicher Betreuung durch!

● **Colitis ulcerosa** (Dickdarmgeschwür) kann für die Betroffenen einschneidende Folgen haben, wenn nämlich nach jahrelangem Leiden mit schweren, oft blutigen Durchfällen der Dickdarm chirurgisch entfernt oder stillgelegt und ein künstlicher Darmausgang angelegt wird. Jahrzehntelange Beobachtungen der Klinischen Ökologen haben gezeigt, daß diese Operation fast immer unnötig ist, wenn allergene Nahrungsmittel ausgeschlossen werden. Unter diesen rangiert an erster Stelle Kuhmilch, aber auch zahlreiche andere können beteiligt sein. Wenn Sie an Colitis ulcerosa leiden, können Sie probeweise Milch und Milchprodukte weglassen (und zwar völlständig! Selbst kleinste Spuren allergenen Milcheiweißes, z.B. als Zusatz zu bestimmten Wurstkonserven, können den Krankheitsprozeß aufrechterhalten!). Die eigentlichen Tests sollten Sie nur unter ärztlicher Betreuung machen!

Übrigens: Auch hartnäckiger *Schluckauf, Sodbrennen* und *schlechter Mundgeruch* können von Nahrungsmittel-Allergien kommen, desgleichen *Hämorrhoiden!*

Herz und Blutkreislauf

Die Rolle der Nahrungsmittel-Allergie (und der Empfindlichkeit gegen Umweltchemikalien) bei der Entstehung von Herz- und Gefäßerkrankungen — der häufigsten Todesursache in Industrieländern! — wird von der Medizin allgemein noch kaum wahrgenommen. Gewissermaßen als Nebeneffekt hat sich bei den Klinischen Ökologen herausgestellt, daß ihre Patienten, die sich meist wegen ganz anderer Beschwerden in Behandlung begaben, eine ganze Reihe von Herz-Kreislaufsymptomen los wurden, dazu gehören:

- **Hoher Blutdruck** (essentielle Hypertonie), **zu niederer Blutdruck;**
- **Herzrhythmusstörungen** (Arrhythmien, Extrasystolen);
- **abnormer Pulsrhythmus** (zu schnell, zu langsam: Tachycardie, Bradycardie);
- **Gefäßkrämpfe** in den Gliedmaßen (z.B. Raynaud-Syndrom: Schmerzhafte Durchblutungsstörungen in den Fingern);
- Neigung zu **Venenentzündungen;**
- **Angina-pectoris-Beschwerden** (ohne nachweisliche Verengung der Herzkranzgefäße);
- **»Vegetative Dystonie«** ist nichts anderes als die Beschreibung des Zustandes, in dem sich der allergiengeplagte Mensch fast die ganze Zeit befindet!

Muskeln, Knochen, Gelenke

»Statistischen Untersuchungen zufolge gibt es in der BRD ca. 20 Millionen **Rheumakranke.** Epidemiologische Studien belegen, daß jährlich rund 50 Millionen Arbeitstage wegen rheumatischer Beschwerden ausfallen, das sind 15 % aller Arbeitsausfälle. Einer kleinen Gruppe von

Erkrankungen, die fast zwangsläufig zu weitgehender Invalidität führen, steht ein großer Teil von leichteren Verlaufsformen gegenüber, deren Behandlung aber ebenso konsequent durchgeführt werden muß und erhebliche Kosten verursacht. Die Zahl der Heilbehandlungen für Rheumakranke nimmt ständig zu und liegt mit fast 5000 pro Jahr inzwischen weit vor den Vergleichszahlen für Herz- und Kreislaufleiden, Krebs und Diabetes. Bedingt durch die allgemein hohe Lebenserwartung entstehen aus aufwendigen Behandlungsmaßnahmen, Lohn- und Gehaltsfortzahlungen, vorzeitiger Invalidität und Rentenzahlungen Kosten in Milliardenhöhe, die weiter steigen.« (Aus einer Broschüre des Luitpold-Werks, München: »Weichteilrheumatismus«)

»Rheumatoide Arthritis: Allgemeinerkrankung, die schleichend oder in Schüben verläuft; auslösende Ursache bisher ungeklärt.« (Aus Pschyrembel, Klinisches Wörterbuch, 1986)

Hinter diesen dürren Tatsachen steht die Leidensgeschichte von Millionen Menschen. Ich kenne dieses Leiden aus eigener Erfahrung: Das Gefühl, Glieder aus Blei zu haben, die sich nur unter reißenden Schmerzen bewegen lassen; am Morgen aufzuwachen, steif wie eine Mumie, in einen Kokon aus Schmerz eingesponnen, den man erst mühsam in seine Teile zerlegen muß, bis es möglich ist, den Tag zu beginnen.

Es ist mir erspart geblieben, den Weg dieser Krankheit bis zur Invalidität zu gehen. Als ich mich vor sechs Jahren entschlossen hatte, nach vier Tagen Fasten meine Nahrungsmittel-Allergien zu testen, wußte ich es innerhalb einer Woche: meine rheumatischen Rücken- und Gliederschmerzen, samt Hartspann und Hüftgelenksweh, hatten eine simple Ursache: Überempfindlichkeit gegen

Getreide (mit Ausnahme von Reis und Mais). Seither meide ich diese Nahrungsmittel, und ich habe schon fast vergessen, daß es so etwas wie Rheuma in meinem Leben gab. Ein paarmal bin ich daran erinnert worden, zum Beispiel, als ich von Verwandten zum Kirchweihfestmahl eingeladen war und mir die köstliche Meerrettichsoße zum Siedfleisch schmecken ließ. Ein paar Stunden später wurde mir schmerzhaft klar, daß man in der fränkischen Küche seit alters her die Meerrettichsoße mit einer »Mehlschwitz« zu bereiten pflegt. Eine Woche lang hatte ich Mühe, mir Strümpfe und Schuhe selbst anzuziehen: so tat mir wieder der Rücken weh!

Daß die Auswirkungen der maskierten, chronischen Allergie als immer erneute, nie heilende »innere Verletzungen« beschrieben werden können, ist besonders deutlich bei Muskel- und Gelenkrheuma. Im mikroskopischen Bild sieht das beim gesunden Muskel wohlgeordnete Muster der Fasern und Fibrillen bei Weichteilrheumatismus aus, als sei es von Motten zerfressen. Jeder Arzt kennt die im Röntgenbild sichtbaren Zerstörungen, welche die rheumatoide Arthritis an Gelenkknorpel und Knochengewebe anrichtet.

Seit mehr als vierzig Jahren beobachten die Klinischen Ökologen, daß rheumatische und arthritische Symptome verschwinden, wenn ihre Patienten fasten bzw. eine ihren Überempfindlichkeiten entsprechende Diät einhalten, und daß die Symptome wieder aufflackern, wenn die Patienten bestimmte Nahrungsmittel testen; auch Umweltchemikalien, wie Pestizidrückstände in Nahrungsmitteln, können arthritische Schmerzen verursachen. Wenn die Patienten die symptomauslösenden Nahrungsmittel und Umweltchemikalien meiden, können sie mehr oder weniger ohne Beschwerden bleiben; wenn die arthritische Deformierung der Gelenke bei Behandlungsbeginn schon weit fortgeschritten war, dauert es allerdings lange (in manchen Fällen Monate), bis die Schmerzen nachlassen. Auch die schulmedizinische Behandlung der rheumatoiden Arthritis mit Corticosteroiden, vor allem, wenn sie über viele Jahre durchgeführt wird, kann bleibende Schäden hinterlassen.

Eine kürzlich veröffentlichte Studie, durchgeführt an drei Krankenhäusern der Klinischen Ökologie an über 40 Patienten mit rheumatoider Arthritis, zeigt, daß mehrtägiges Wasserfasten bei den meisten Besserung brachte; anschließend testete jeder Patient 3 Nahrungsmittel pro Tag, im ganzen durchschnittlich 27, und zwar zuerst Produkte aus organisch-biologischer Landwirtschaft, später die übliche Supermarkt-Ware. Dabei stellte sich heraus, daß eine Reihe von Nahrungsmitteln besonders schwere und häufige Reaktionen auslöste. Es waren vor allem tierische Eiweiße (Rindfleisch, Huhn, Fisch, Muscheln, Lamm, Schweinefleisch, Eier, Kuhmilch) und Getreide (Mais, Weizen). Bedeutende schwächere und seltenere Reaktionen fanden sich auf Gemüse und Früchte (Blumenkohl, Kohl, Melone, Apfel, Brokkoli, Pfirsiche, Bananen, Orangen, Erbsen) und Reis. Die Patienten testeten anschließend Nahrungsmittel, die sie in organisch-biologischer Qualität vertragen hatten, als Supermarktware jedoch nicht, da sie Natriumglutamat, die Antioxidantien E 320 und E 321, synthetische Farbstoffe und Pestizidrückstände enthielt. Mehr als die Hälfte der Patienten hatte Reaktionen, einige von ihnen so schwere, daß sie die Tests nicht mehr fortsetzten. Die Symptome in beiden Versuchsreihen bestanden nicht nur in Gelenkschmerzen und Schwellungen, sondern einer ganzen Reihe anderer Beschwerden, darunter Kopfweh, Müdigkeit, Depressionen, Übelkeit, Blähungen, Erbrechen, Nesselausschlag, Herzklopfen, Sehstörungen.

Es wäre an der Zeit, daß die Medizin allgemein diese Beobachtungen in ihre Therapiekonzepte für rheumatische

Erkrankungen einbezieht. Vielen Patienten könnte damit lebenslanges Leiden erspart bleiben!

Harnorgane, Geschlechtsorgane

● »**Blasenkatarrh**« mit starkem Harndrang kommt in vielen Fällen nicht von Infektionen oder anderen Erkrankungen, sondern von Nahrungsmittel-Allergie (teilweise auch von Candida-Infektionen, s. S. 90 ff.)! Das gilt auch für nächtliches **Bettnässen** kleiner oder größerer Kinder. Oft sucht (und findet) man dafür psychische Ursachen, ohne entsprechenden Behandlungserfolg.

● **Menstruationsstörungen** (schmerzhafte, übermäßig starke oder ausbleibende Menses) haben vielfältige, meist hormonelle Ursachen. Doch die Erfahrung hat gezeigt, daß auch der Hormonhaushalt durch Allergien aus dem Gleichgewicht kommen kann. Der Ausschluß von Nahrungsmittel-Allergien hat jedenfalls meist eine positive Wirkung.

● **Impotenz, Frigidität** sind oft eine Folge verminderter Vitalität bei allergisch bedingten Allgemeinerkrankungen.

Nervensystem

● Wenn **epileptische Anfälle** in ihren verschiedenen Erscheinungsformen nicht mit eindeutigen Ursachen (Schädelverletzung, Tumor, Vergiftungen) zu erklären sind, lohnt es sich immer, Nahrungsmittel-Allergie in Betracht zu ziehen. Klinische Ökologen haben (mit Zustimmung ihrer Patienten) Tests gefilmt, bei denen die »allergische« Reaktion auf bestimmte Nahrungsmittel ein epileptischer Anfall mit Krämpfen und Bewußtseinstrübung war. (Sogar nach Hauttests, bei denen nur eine winzige

Menge Allergenextrakt eingespritzt wird, kam es in Einzelfällen zu so dramatischen Auswirkungen!) Die Auslöser können sehr verschieden sein; hier eine kleine Auswahl aus dokumentierten Fällen: Weizen, Milch, Käse, Eier, Schweinefleisch, Tomaten, Schokolade, Instant-Kaffee, Eukalyptus-Extrakt. Doch auch »klassische« Allergene: Pollen, Hausstaub, Schimmelpilzsporen wurden in einzelnen Fällen als Auslöser der Epilepsie identifiziert. Tests wegen Epilepsie müssen unbedingt von einem erfahrenen Arzt oder besser noch — wegen möglicher Spätreaktionen — in einer Klinik durchgeführt werden.

● **Trigeminusneuralgie, Nervenentzündung, Kopfweh, Migräne** können den Betroffenen das Leben zur Hölle machen. In den meisten Fällen kann die Medizin keine Ursachenbehandlung, sondern nur Mittel anbieten, die den Schmerz unterdrücken. Davon sind einige suchterzeugend, andere wirken schädigend auf Körpergewebe, vor allem bei Dauereinnahme. (Oft kann Akupunktur oder Neuraltherapie echte Erleichterung bringen!) Die verborgene Ursache verschiedenster Schmerzzustände ist — Sie werden es erraten haben! — in vielen Fällen wieder einmal Nahrungsmittel-Allergie (auch Lebensmittelzusätze und andere Umweltchemikalien spielen eine gewichtige Rolle dabei!) Für die Migräne ist dies kürzlich in einer unanfechtbaren Doppelblindstudie bewiesen worden. Bei dieser Art des wissenschaftlichen Tests wissen weder die Patienten, noch das testende Personal, was die getestete Probe enthält, um psychische Beeinflussung der Ergebnisse zu vermeiden. Die Untersuchungen wurden an einem großen Krankenhaus in England an migränekranken Kindern durchgeführt, unter anderen von Dr. Joseph Egger, der jetzt am Haunerschen Kinderspital der Universität München arbeitet. Nach seiner Aussage »kann im Prinzip jedes Nahrungsmittel und jeder Nahrungsmittelzusatz Migräne oder hyperkinetisches Verhalten auslösen. Für Migräne waren am häufigsten Kuhmilch, Schokolade, Konservierungsstoffe (Benzoësäure), Eier, Farbstoffe (Tartrazine), Weizen, Käse und Zitrusfrüchte — für das hyperkinetische Syndrom (Hyperaktivität) Farb- und Konservierungsstoffe, Kuhmilch, Schokolade, Weizen, Zitrusfrüchte, Käse und Eier verantwortlich, jeweils in der Reihenfolge der schwersten Fälle.« Farb- und Konservierungsstoffe sind auch in Medikamenten, speziell in Kindersäften zu finden! Die »Erfolgsquote« dieser Migränebehandlung ist beachtlich; 93 Prozent (von 88 Kindern) wurden ihre Migräne los, lediglich durch Meiden »ihrer« spezifischen Krankmacher. Dr. John Mansfield, ein Klinischer Ökologe in England, nennt als Nahrungsmittel mit geringem Migräne-Risiko: Lammfleisch, Kabeljau, Forelle, Lachs, Birnen, Karotten, Pastinaken, Weiße Rüben, Kohlrüben, Zucchini, Sonnenblumenöl, Meersalz.

Die bekanntesten »Migränemacher« sind Rotwein, Käse und Schokolade. Sie enthalten Tyramin, einen natürlichen Inhaltsstoff, der bei Gärungsprozessen (Hefe, Bakterien) aus der Aminosäure Tyrosin entsteht. So lag der Schluß nahe, daß die Migräne vom Tyramin kommt. Doch so einfach scheinen die Dinge nicht zu liegen, denn reines Tyramin, in Doppelblindversuchen an Migränepatienten verabreicht, löste keineswegs die erwarteten Anfälle aus. Und zahlreiche andere »Migränemacher« unter den Nahrungsmitteln und Zusatzstoffen enthalten kein oder sehr wenig Tyramin.

Psyche und Verhalten

Den heftigsten Widerspruch ernten die Klinischen Ökologen bei der »etablierten« Fachmedizin mit ihrer Behauptung, daß viele psychische Erkrankungen und Verhaltensstörungen auf Allergien und andere Überempfindlichkeitsreaktionen zurückzuführen sind. Doch das Beweismaterial, in Jahrzehnten gesammelt, ist erdrückkend: Alle Symptome und Krankheitsbilder, welche die Psychiatrie als ihr ureigenstes Gebiet betrachtet, sind schon irgendwann einmal als Testreaktionen auf Nahrungsmittel und/oder Umweltchemikalien aufgetreten, von Angstneurosen und Panikanfällen bis zu tiefen Depressionen, ja selbst schizophrenie-ähnlichen Zuständen. Hyperaktivität, Erregungszustände, extreme Aggressivität, selbst kriminelles Verhalten hängen, allen Beobachtungen zufolge, eng mit der Ernährung und speziell mit Reaktionen auf allergene und toxische Stoffe in der täglichen Nahrung, zusammen.

Auf den Zusammenhang zwischen Psyche und Allergie wurde Dr. Randolph bereits 1944 als Militärarzt und »klassischer« Allergologe aufmerksam, als er angemusterte Rekruten auf Allergien testete. Bei den Hauttests mit Allergenextrakten zeigten sich häufig nicht nur wunderschöne Quaddeln, sondern auch deutliche Änderungen im Verhalten: Einige der jungen Männer wirkten wie »überdreht«, fingen an zu zappeln und sich unkoordiniert zu bewegen, andere wiederum brachen in Tränen aus. Dr. Randolph's Kollegen schoben das auf die Streßsituation. Einige Jahre später löste Dr. Randolph bei einer Patientin zunächst unabsichtlich, später gezielt im Blindversuch, einen dreitägigen psychotischen Schub aus — mit Roter Bete! Er hatte die Patientin, die an manisch-depressiven Anfällen litt, nach einer Eliminierungsdiät (ähnlich der in diesem Buch beschriebenen risikoarmen Diät) mit verschiedenen Nahrungsmitteln getestet. Da die Anamnese ergeben hatte, daß die junge Frau täglich 40 Tassen Kaffee (!) getrunken hatte, mit je 2 Löffeln Rübenzukker (!!) darin, begann Dr. Randolph einen Zusammenhang zu ahnen: Rübenzucker und Rote Bete sind eng verwandt, und nicht selten erstreckt sich die Allergie auf eine ganze »Nahrungsmittel-Familie«. Mit Zustimmung der Patientin testete er sie ein zweitesmal, indem er ihr durch den Magenschlauch verdeckt verschiedene Nahrungsmittel eingab, auf die sie keine Reaktionen zeigte, mit Ausnahme von Roter Bete und Rübenzucker. Die Reaktion, im Blindversuch, war dieselbe wie im offenen Eßtest: ein Stadium besinnungsloser Hyperaktivität und gestörter Bewegungskoordination, gefolgt von tiefer Depression.

Dr. Randolph ging noch weiter: er wollte wissen, ob die dramatische Reaktion der Patientin auch durch Suggestion, sozusagen als Placebowirkung, auszulösen wäre. Die Patientin hatte inzwischen die Ursache ihrer Leiden, Rote Bete kennen und fürchten gelernt. Vor dem Test mit dem Magenschlauch ließ die Schwester sie wie aus Versehen einen Blick auf die rote Testflüssigkeit werfen (es war Granatapfelsaft). Wie die Patientin später erzählte, war sie fest überzeugt, daß es Rote Bete war, und erwartete eine Reaktion. Aber: es geschah nichts! Inzwischen haben Klinische Ökologen Zehntausende von Patientengeschichten dokumentiert und klinische Blind- und Doppelblindstudien durchgeführt, die enge Zusammenhänge zwischen körperlichen Überempfindlichkeitsreaktionen aller Art und psychischen Störungen zeigen. Dr. Randolph ist der Meinung, daß drei Viertel aller Patienten in psychiatrischen Kliniken entlassen werden könnten, wenn sie auf Überempfindlichkeit gegen Nahrungsmittel und Chemikalien getestet und entsprechend behandelt würden.

Die »Gehirnallergie« (Cerebral Allergy) ist die schwerste Erscheinungsform der Nahrungsmittel-Allergie, mit den einschneidendsten Folgen für die Betroffenen. Das besonders Schlimme daran ist, daß man selber glaubt, »nicht richtig im Kopf« zu sein, und oft nicht mehr fähig ist, die eigene Situation sachlich zu analysieren und zu steuern. Die Stimmungsschwankungen (manisch-depressiv) und die »neurotischen« Verhaltensweisen (aggressiv oder überängstlich, überempfindlich) belasten das Verhältnis zu den Mitmenschen und schaffen zusätzliche psychische und soziale Isolierung für die Kranken.

Selbstverständlich sind nicht alle Neurosen, Psychosen und Depressionen »nur« Allergie! Meiner Erfahrung nach sind die Zusammenhänge und Wechselwirkungen sehr komplex. Daß sich die Reaktion auf allergene Nahrungsmittel bei bestimmten Menschen in Schuldgefühlen oder Aggressionen äußert, hat sicher auch psychische oder biographische Ursachen. Der Psychologe wird bei diesen Patienten meist fündig in der Kindheitsgeschichte, in depressiver oder überängstlicher Erziehung, in Konflikten mit den Eltern. Man kann sagen: Die Richtung der psychischen Störung wird durch die Psycho-Historie vorgegeben; die Allergie scheint in vielen Fällen eine Art »Verstärkerfunktion« auf die ausgelösten Emotionen und neurotischen Fixierungen zu haben. Wenn es gelingt, diesen Verstärker auszuschalten, schrumpfen so viele Riesenprobleme wieder auf »normale« Lebensgröße zurück.

Die Psychosomatik ihrerseits behauptet, daß viele körperliche Fehlfunktionen und Beschwerden auf psychische Erlebnisse und Fixierungen zurückzuführen seien. Es sind in der Regel Beschwerden, für die der Arzt keine »organische« und objektiv nachweisbare Ursache finden kann. In den meisten Fällen ist es eine Verlegenheitsdiagnose, denn bei näherem Zusehen ist auch bei »psychogenen« Leiden häufig Überempfindlichkeit gegen Nahrungsmittel und/oder Chemikalien im Spiel.

Zum Thema »psychogene Beschwerden« und zu den Überraschungen, die man bei der Testdiät erleben kann, folgende Anekdote aus meinem Leben:

Es war noch in der Zeit vor meiner Testdiät, als ich eingeladen wurde, in Bonn (vor einem Regierungsausschuß) einen Vortrag über Klinische Ökologie zu halten. Ich hatte mein Skript sorgfältig vorbereitet und war meiner Sache ziemlich sicher und guter Dinge. Am Abend vor dem Vortrag probierte ich zur Feier des Tages ein neues Rezept aus: Pfannkuchen aus Buchweizenmehl (weil's ja soo gesund ist!). Der Familie und mir schmeckten sie ganz prächtig, und ich verzehrte eine mehr als reichliche Portion. Danach schickte ich mich an, meinen Vortrag »zur Probe« vor der Familie zu halten. Doch war plötzlich mein Mund so merkwürdig trocken, die Stimme klang tonlos, und der rechte Schwung war auch nicht drin. Mit vielen Kunstpausen stotterte ich meinen Sermon zu Ende. Mein Auditorium hatte einige Kritik anzumelden. Ich sagte nur, es sei wohl die »Examenssituation« und die Spannung und Angst vor diesem immerhin entscheidenden Auftritt, der mir bevorstand (obwohl ich in derartigen Situationen sonst eher kaltblütig reagiere!). Ich ging zu Bett, denn um 7 Uhr früh sollte gestartet werden (wir wohnten eine Autostunde von Bonn entfernt). Da lag ich und wälzte mich von einer Seite auf die andere. Die Beine fühlten sich sonderbar taub und gummihaft an, und heiße und kalte Schauer rannen mir von Zeit zu Zeit den Rücken hinunter. Meine Gedanken fuhren endlos Karussell, und ich konnte und konnte nicht einschlafen! Da setzte ich mich auf und hielt mir folgende Rede: »Du spinnst! Du hast ganz einfach Schiß vor morgen! Alles psychisch!! Du hast nicht den geringsten Grund, Angst zu haben, also schlaf!!« Leider nützte es überhaupt nichts. Um sechs Uhr früh kroch ich von meinem Lager schlafloser Tortur, mehr tot als lebendig. Der Mund war mir wie ausgedörrt, so daß ich nicht einen Bissen vom Frühstück hinunterbrachte. Mein Mann bettete mich, unter mitleidigem Kopfschütteln, in den Fond des Caravans, und wir fuhren los. In Bonn angekommen, hielt ich den Vortrag in einer Art Traumzustand. Langsam ging es mir wieder besser. Einer der Zuhörer sagte später: »Ihr Vortrag war bemerkenswert« (was immer er damit meinte!) — »aber haben Sie gemerkt, daß Sie sich unentwegt die Nase geputzt haben?« In der Tat, jetzt lief mir die Nase wie ein Wasserhahn. Was einem die Psyche doch für Streiche spielen kann!

Zwei Wochen später unternahm ich meine Testdiät.

Am vierten Testtag verzehrte ich zum Frühstück eine Portion Buchweizenbrei. Es schmeckte hervorragend, und ich hätte jeden Preis gewettet, daß »nichts passieren« kann.

Eine Viertelstunde nach dem letzten Löffelvoll wurde mir der Mund so merkwürdig trocken, der Puls schnellte hinauf, ich konnte mich kaum mehr auf den Beinen halten, so zitterten mir die Knie, und die Fieberschauer rannen mir den Rücken hinunter ...

Es war ein Aha-Erlebnis besonderer Art. Seitdem bin ich etwas reserviert, wenn in allzu sicherem Tone verkündet wird, bestimmte Beschwerden seien »psychogen«.

Übergewicht und allergische Eßsucht

Wenn Sie dieses Kapitel lesen, ist anzunehmen, daß Sie zu denen gehören, die es persönlich angeht. Denken Sie nach: die wievielte Schlankheitskur ist es, für die Sie sich interessieren und von der Sie sich erhoffen, daß sie einen Dauererfolg bringt?

FdH, Kalorienzählen, Atkins-Diät, Fünfkorn-Diät und alle die vielen immer wieder unter neuen Namen erscheinenden Varianten?? Wie ist es Ihnen damit ergangen? Nach zwei oder drei Wochen asketischer Minimahlzeiten (*wenn* Sie es tatsächlich so lange geschafft haben) oder höchst komplizierter Haute Cuisine mit vielen exotischen Zutaten (bei der das Einkaufen und Zubereiten offenbar als eine Art Beschäftigungstherapie eingeplant ist!) haben Sie sich wieder »normal« ernährt, und wupps! die verlorenen Kilos waren gleich wieder da. Die oft mit Schlankheitskuren verbundene Müdigkeit und Schlappheit haben Sie mit noch mehr starkem Kaffee, noch mehr Zigaretten bekämpft, und wenn Sie das Magenknurren nicht schlafen ließ, war eine Schlaftablette fällig. War's nicht so?

Ich behaupte nicht, daß alle diese Diätmethoden bis jetzt niemandem geholfen hätten, Pfunde los- und dabei gesünder und vitaler zu werden. Doch das hat einen ganz anderen Grund, als sich die Autoren dieser Diätpläne selber träumen lassen: wenn nämlich im täglichen Speisezettel des Diätbeflissenen zufällig das allergene Nahrungsmittel fehlt (es können auch mehrere sein), das die verborgene Ursache seines Übergewichts ist. Keineswegs immer sind das »die« bösen Kohlenhydrate, oft ist es nur ein ganz spezielles!

Vor etwa zehn Jahren begann der Boom der extrem kohlenhydratarmen, protein- und fettreichen Schlankheitsdiäten (Atkins, Lutz usw.) — nachdem es schon lange eine Küchenweisheit war, daß man von vielen Süßigkeiten, Nudeln und Kuchen dick wird! Inzwischen ist es stiller darum geworden, nachdem zahlreiche Leute, die dieser Diät folgten, die Erfahrung gemacht hatten, daß die Gewichtsabnahme oft mit ernsten Gesundheitsstörungen erkauft wurde. Einige verloren nicht einmal Gewicht dabei! (Wenn man etwas über Allergien weiß, wundert einen das durchaus nicht.) Die einseitig kohlenhydratarme, protein- und fettreiche Ernährung ist aus mehr als einem Grund gesundheitlich bedenklich: Fleisch und tierische Fette sind durch Umweltgifte (Schwermetalle, Pestizide, Antibiotika usw.) heute besonders belastet. Die Diät ist cholesterinreich. (Wenn ich auch die übliche Cholesterinfurcht nicht teile, so kann dies doch bei einem Übergewichtigen, dessen Cholesterinspiegel ohnehin meist erhöht ist, einen zusätzlichen Risikofaktor bedeuten!) Die Verfechter dieser Diät behaupten sogar, daß Hyperinsulinismus (erhöhte Produktion von Insulin durch das Pankreas) und daraus folgende Hypoglykämie (zu niedriger Blutzucker) durch striktes Meiden aller Arten von Kohlenhydraten kuriert werden.

Doch hat sich gezeigt, daß außer den Kohlenhydraten auch verschiedene Proteine, unter Umständen auch andere Inhaltsstoffe von Nahrungsmitteln, das Pankreas zu vermehrter Ausscheidung von Insulin anregen und Hypoglykämie auslösen können. Diese wird von den Klinischen Ökologen eher als allergische Erscheinung eingeschätzt, nämlich als individuelle Reaktion auf spezifische

Stoffe. Tierische Proteine, das heißt verschiedene Fleischsorten, Milchprodukte und Eier, aus denen die Diät hauptsächlich besteht, sind höchst potente Allergene; sie sind die häufigsten Auslöser der rheumatoiden Arthritis (s. S. 31 ff.).

Auf ganz andere Weise sollen Vollkorn-Diäten von überflüssigen Pfunden befreien, nämlich durch »Entgiftung« und »Entschlackung«. Meist sind sie mit Milchprodukten (Joghurt, Dickmilch, Buttermilch) angereichert. Es gibt eine Menge Leute, die damit wunderbar abnehmen und gesund und glücklich sind. Wohl ihnen! Andere aber (und nicht wenige!) bekommen Verdauungsbeschwerden, fühlen sich zunehmend müde und reizbar, neigen zu Kopfweh und Schwindelanfällen — und nehmen nicht ein Gramm ab!

Wie wird man übergewichtig?

Zweifellos sind Erbanlagen im Spiel: Ein übergewichtiges Elternpaar hat selten gertenschlanke Nachkommen. Mit der Anlage zur Fettsucht ist oft eine Neigung zu Diabetes und Bluthochdruck verbunden. Manche Menschen sind vom Säuglingsalter an »Dickerchen« und bleiben es ihr Leben lang, wenn sie nicht herausfinden, welcher Umweltfaktor, etwa in der täglichen Nahrung, ihre Anlage zur Ausprägung bringt. Nicht unschuldig daran sind meist die Eltern und Verwandten des Kindes: Gerade übergewichtige Eltern neigen dazu, ihre Kinder schon als Säuglinge zu überfüttern. Es wäre interessant, einmal zu untersuchen, wie viele übergewichtige Kinder von ihren Müttern gestillt oder mit künstlicher Babynahrung gefüttert wurden. Babynahrung enthält Kuhmilch, Weizen- oder Maismehl und Rübenzucker, alles Bestandteile, die

zu den häufigsten Allergieauslösern unter den Nahrungsmitteln gehören. Es ist statistisch erwiesen, daß Säuglinge, die vier Monate gestillt worden waren, später viel
weniger Allergien entwickelten als nur kurz oder überhaupt nicht gestillte.

Später kommen die Segnungen der Erziehung hinzu:
»Gegessen wird, was auf den Tisch kommt!« und die
landläufige Meinung, daß Kinder »etwas Süßes« bräuch-
ten, und die fatale Praxis, sich die Zuneigung und das
Wohlverhalten der Kinder durch Süßigkeiten zu erkau-
fen. (Ist Ihnen schon aufgefallen, daß im Supermarkt gerade vor der Kasse, und genau in Greifhöhe eines
Kleinkindes, sich ein Regal mit Schokolade, »Snackbars«
und Bonbons befindet? Die Mutter, die vor der Kasse
wartet, ist gezwungen, den Schokoladenriegel zu kaufen, den der gelangweilte Liebling sich gegrapscht hat, will
sie nicht Gebrüll und Skandal heraufbeschwören. Das
nennt man Marketing Strategy!)

Fast alle übergewichtigen Kinder haben eine ausgeprägte Süßigkeitensucht, doch Kartoffelchips oder Erdnüsse
tun's als »Suchtmittel« notfalls auch. Auffallend gerne essen diese Kinder Nudeln, Spaghetti und alle Arten von
Gebäck.

Häufiger entwickelt sich Übergewicht im Laufe des spä-
teren Lebens. Manche Männer nehmen auffallend zu,
wenn sie geheiratet haben und von ihrer Ehefrau liebe-
voll (und reichlich) verpflegt werden. Wehe, wenn »er«
nicht zulangt, wenn »sie« sich mit dem Kochen solche
Mühe gegeben hat! Ein anderer Aspekt der Situation ist
es, daß es »ihm« nach den Entbehrungen des Junggesel-
lendaseins tatsächlich besser schmeckt und daß die meisten Menschen in Gesellschaft mehr essen als alleine.
(Nicht zuletzt spielt — ganz unbewußt! — auch der Fut-
terneid dabei eine Rolle.) Das dicke Ende kommt dann,
wenn der Arzt bei der Generaluntersuchung sorgenvoll

den Kopf schüttelt und mit unerbittlichem Zeigefinger auf die Cholesterin- und Fettwerte im Blut des glücklichen Ehemannes deutet.

Beruflicher Streß verleitet die meisten zum Mehressen. Während ich zum Beispiel dieses Buch schreibe, ertappe ich mich alle halbe Stunde auf dem Weg zum Kühlschrank!

Manchmal sind es bestimmte, körperlich oder seelisch belastende Ereignisse (»Streß«), die den Beginn der unaufhaltsamen Gewichtszunahme markieren. Frauen nehmen oft nach der Geburt eines Kindes zu, obwohl sie sich nicht merklich anders ernähren als vorher. Auch das Klimakterium ist oft ein Markstein am Weg zum Übergewicht. Die hormonelle Umstellung spielt dabei sicher eine Rolle, doch bei manchen Frauen läßt auch die Selbstdisziplin etwas nach, und »weil es ja doch nicht mehr so darauf ankommt«, gönnt man sich öfter mal ein Stückchen Sahnetorte. Heute ist diese Einstellung, besonders bei berufstätigen Frauen, glücklicherweise nicht mehr so häufig zu finden.

Wenn das Unlustzentrum durch ständige äußerliche Mißlichkeiten überreizt ist, braucht der Mensch Trost und ein lustbetontes Gegengewicht: Grund genug für viele, mit FF, dem »Frustrations-Futtern« zu beginnen, das den »Kummerspeck« erzeugt. Oft steckt in dieser Situation die Wurzel eines Alkoholproblems, nach Wilhelm Buschs Erkenntnis: »Wer Sorgen hat, hat auch Likör.«

Manchmal führt der Weg wieder ganz einfach zurück zum »normalen« Essen und damit zum Normalgewicht, wenn sich die äußere Situation ändert und der Anlaß der Frustration verschwunden ist. Aber beileibe nicht immer! Oft ist auch gar kein äußerer Anlaß zu erkennen, der die Entwicklung von Übergewicht ausgelöst haben könnte, zusammen mit einer Reihe von Beschwerden, die allgemein als Folgen des Übergewichts gedeutet werden:

Rückenschmerzen, Kniegelenksarthrosen, Senkfußbeschwerden, Krampfadern, Hämmorrhoiden, Verstopfung, Kurzatmigkeit, Herzbeschwerden, Müdigkeit, Reizbarkeit, Depressionen, erhöhte Anfälligkeit für Infektionen (und die Liste der Unannehmlichkeiten ist noch nicht zu Ende!)

Man merkt oft selber gar nicht, daß man seine Eßgewohnheiten geändert hat und bestimmte Dinge öfter und in größeren Mengen ißt und trinkt als früher. Oft sind die Betroffenen voll davon überzeugt, sich »gesund« zu ernähren. Bei Milch- und Vollkornprodukten entspricht das ja auch der allgemeinen Anschauung und dem normalen Informationsstand. Doch hat es sich noch nicht herumgesprochen, daß das, was für den einen gesund ist, den anderen krank machen kann. Ist Ihnen inzwischen aufgefallen, was alle bisher propagierten Schlankheits-, Fitness- und anderen Diäten gemeinsam haben? — Eben. *Ein* Rezept, das für alle gleich ist.

Anatomie der Eßsucht

Ich denke, Sie stimmen mir zu, wenn ich behaupte, daß jeder Mensch seine Lieblingsspeise hat (oder auch mehrere). Das Verhältnis dazu kann vergleichsweise entspannt sein, wenn man sie nämlich als gelegentliches Feiertagsvergnügen genießt. Doch von hier bis zu dem Aufschrei »Ohne ... (Zutreffendes einsetzen!) kann ich nicht leben!« gibt es alle Übergänge.

Lieblingsgerichte können lebensgefährlich werden, das zeigt die Geschichte von jenem legendären bösen Grafen, der seine Gegner, sobald er ihrer habhaft geworden war, auf unblutige Weise umbrachte: Er ließ ihnen täglich ins Burgverlies ihre Lieblingsspeise servieren, und sonst nichts. Der Sage nach hat das keiner sehr lange überlebt. Lange schon haben die Klinischen Ökologen herausgefunden, daß gerade unsere Lieblingsgerichte (oder einzelne Zutaten darin) unserer Gesundheit nicht immer zuträglich sind. Vor allem wenn wir ohne einen bestimmten täglichen Bestandteil unseres Speisezettels »nicht leben können«, ist höchste Wachsamkeit geboten. Bei einem regelmäßigen Konsum von Alkohol, Zigaretten oder auch Drogen handelt es sich um eine Abhängigkeit, die allgemein als »Sucht« bezeichnet wird. Daß man auch nach Nahrungsmitteln süchtig sein kann, ist weniger bekannt. Und fast immer stellt sich im Test heraus, daß man auf das Nahrungsmittel, das man suchtmäßig verzehrt hat, allergisch ist!

Beobachten Sie sich selbst, zu welchen Dingen Sie greifen, wenn Sie schnell Energie tanken wollen oder wenn Sie sich hungrig, müde und gereizt fühlen.

Was bringt Sie gleich wieder in Schwung? Ist es immer dasselbe? Zum Beispiel ein paar Kekse, ein Schokoladenriegel, eine Tasse Kaffee? Wie lange dauert es, bis Sie die nächste Dosis brauchen? Und wenn Sie sie nicht bekommen, und auch sonst nichts anderes zu essen, wie ergeht es Ihnen dann? Bekommen Sie einen Anfall von Heißhunger, bricht Ihnen der Schweiß aus, werden Ihre Beine schwach? Fühlen Sie sich absolut miserabel und hundeelend? Und geht es Ihnen gleich wieder gut, wenn Sie Ihren »Energiespender« wieder haben?

Dann ist Ihre Nahrungsmittel-Allergie offenbar mit *Hypoglykämie* (niedrigem Blutzuckerspiegel) verbunden.

Es sind fast immer Kombinationen von wenigen Nahrungs- und Genußmitteln, die suchtmäßig verzehrt werden:

Produkte aus Weizenmehl oder anderen Getreiden, Kuhmilch, Zucker, manchmal Eiern, Kakao, Hefe; seltener Kartoffeln (Chips, Pommes frites), Erdnüsse, »Hamburger« samt Semmel und zuckerhaltigem Ketchup; koffeinhaltige Getränke (Kaffee, Schwarzer Tee, Cola); Alkoholika.

Selten findet man jemanden, der bestimmte Obstsorten oder Säfte (z. B. Orangensaft) oder Tomaten täglich und in großen Mengen konsumiert. Noch nie ist mir jemand begegnet, der nach Kohlrabi oder Gurkensalat süchtig war oder ohne Schwarzwurzeln »nicht leben konnte«.

Mit *Hypoglykämie* kann man einige der Erscheinungen erklären, die mit der allergischen Eßsucht und dem daraus resultierenden Übergewicht verbunden sind.

Fast alles, was suchtmäßig konsumiert wird, enthält viel Zucker und/oder andere leicht abbaubare Kohlenhydrate (z. B. Weißmehl) oder Drogen, die den Blutzuckerspiegel erhöhen (Koffein, Alkohol, Nikotin).

Es ist lebenswichtig für alle Körperzellen, daß der Blutzuckerspiegel (die Konzentration von Traubenzucker — Glukose — im Blut) immer auf annähernd gleicher Höhe bleibt. Der Normalwert beträgt 0,8 bis 1,2 Gramm Glukose im Liter Blut. Laufend wird Glukose als Energieträger von den Körperzellen verbraucht und durch unsere Ernährung wieder nachgeliefert. Für die ständige Einregulierung des Blutzuckerspiegels auf den Normalwert sorgt das Zusammenspiel mehrerer Hormone:

- *Insulin* (senkt den Blutzuckerspiegel, indem es die Aufnahme, die Speicherung und den Verbrauch der Glukose in den Zellen fördert; es fördert den *Fettaufbau* und hemmt den *Fettabbau*);
- *Glukagon* (macht alles umgekehrt wie das Insulin);
- *Adrenalin* (»Streßhormon«, erhöht in Alarmsituationen den Blutzucker, fördert den *Abbau* von *Fett*);
- *Kortisol* (erhöht den Blutzuckerspiegel, fördert den Abbau von Fett).

Wenn Sie etwas Zuckerhaltiges essen, steigt fast sofort der Blutzuckerspiegel über den Normalwert, dadurch werden die Inselzellen der Bauchspeicheldrüse (Pankreas) angeregt, Insulin ins Blut abzugeben. Dieses schafft den überschüssigen Zucker aus dem Blut. Unter anderem wird, wohlgemerkt, daraus auch Fett aufgebaut! Wenn Sie immer wieder große Mengen Zucker essen, wird die ganze Reaktion »überschießen«, d. h. das gereizte Pankreas produziert zuviel Insulin, so daß der Blutzuckerspiegel unter den Normalwert fällt. Sie spüren die unangenehmen Wirkungen als Heißhunger, Schwächezustände, Schweißausbrüche, manchmal Bewußtseinstrübung und Angstzustände. Erst wenn Sie wieder Zucker oder andere Kohlenhydrate zu sich nehmen (und meist dabei des Guten zuviel tun!), steigt der Spiegel, und zwar wieder über den Normalwert, und das Spiel beginnt von neuem. Durch die ständige Insulinüberproduktion wird das Pankreas im Laufe der Zeit erschöpft oder die Körperzellen werden resistent gegen Insulin und nehmen die Glukose nicht mehr genügend auf. Die Hypoglykämie geht in *Diabetes* über. Bei den meisten Diabetikern finden man Hypoglykämie in der Vorgeschichte der Erkrankung. Bei einer »milderen« Form der Hypoglykämie ist der Blutzuckerwert meist normal, nur nach einer sehr zuckerhaltigen Mahlzeit schüttet das Pankreas zuviel Insulin aus.

Die Verbindung zwischen Allergie und Hypoglykämie könnte darin bestehen, daß durch chronische allergische Prozesse und Erschöpfung der Nebennieren die Gegenspieler des Insulins (vor allem Adrenalin und Kortisol) nicht mehr in genügender Menge zur Verfügung stehen. Doch die Verbindung zwischen Hypoglykämie und Allergie scheint komplexer zu sein, als oben dargestellt: Auch allergene Nahrungsmittel, die wenige oder keine Kohlenhydrate enthalten (z. B. Sahnekäse), können extrem niedrige Blutzuckerwerte und hypoglykämische Beschwerden auslösen (der betreffende Patient ist dann allergisch gegen Milch!).

Übrigens lösen in der Regel nicht *alle* zucker- und stärkehaltigen Nahrungsmittel gleich starke Reaktionen aus: Es kann bei einem bestimmten Patienten zum Beispiel nur Rübenzucker, nicht aber Rohrzucker, oder nur Weizen, nicht aber Reis, die Blutzuckerwerte unnormal senken; deshalb ist zur Lösung des Hypoglykämie-Problems die Testdiät (S. 74 ff.) der beste und einfachste Weg.

Häufig wird eine Hypoglykämie-Diät empfohlen, die *alle* Kohlenhydrate ausschließt und dafür proteinreiche Ernährung empfiehlt, mit viel Fleisch und Fisch, Eiern, Nüssen, Milch, Käse (das entspricht ziemlich genau der Atkins-Diät bzw. Lutz-Diät, s. S. 44). Einige dieser Nahrungsmittel sind häufige Allergene (Milch, Eier, Fisch). Wenn man sie täglich verzehrt und nicht wie in der Rotations-Diät vorgesehen, kann man sich leicht neue Nahrungsmittel-Allergien einhandeln. Wird der Energiebedarf in erster Linie aus Proteinen gedeckt, muß die Leber viel Entgiftungsarbeit leisten, wobei Energie verbraucht wird. Es ist deshalb vernünftiger, den größten Teil des Kalorienbedarfs durch sogenannte »komplexe Kohlenhydrate« zu decken, das heißt durch Vollkornprodukte und stärkehaltige Gemüse. Diese Stärke wird im Verdauungstrakt nur langsam aufgeschlossen und belastet deshalb den Blutzuckerspiegel nur gering. Nur ist es unbedingt notwendig zu testen, welche Vollkornprodukte und Gemüse man verträgt!

Auch bei Übergewicht ist eine Diät, die auf einem Grundstock von verträglichen komplexen Kohlenhydraten aufgebaut ist, für die meisten ein sicherer und gesunder Weg zum Erfolg. Wenn es sich allerdings bei der Testdiät herausstellt, daß so gut wie keine Vollkornprodukte und andere Stärketräger (z. B. Kartoffeln) vertragen

werden, muß man auf einen höheren Anteil an Proteinträgern und (vorwiegend pflanzlichen) Fetten ausweichen, um den Energiebedarf zu decken.

Bei jeder Form von Schlankheits-, Fitness- oder Gesund-
heitsdiät ist es unbedingt notwendig, vom »Zuckertrip«
wegzukommen. Zucker ist kein lebensnotwendiges Nahrungsmittel, sondern ein Genußmittel, das bei vielen
suchterzeugend wirkt.

Leider haben auch »naturbelassene« Formen des Zuk-
kers (einschließlich Honig) dieselbe Wirkung, wenn sie
einen regelmäßigen Bestandteil des täglichen Speisezettels ausmachen. Fruchtzucker wird in unserem Körper
unabhängig vom Insulin verwertet und ist deshalb weniger »gefährlich« bei Hypoglykämie und Diabetes, aber
ein Zuviel an Fruchtzucker wird ebenfalls als Fett ins
Hüftpolster eingebaut! Und auch auf Fruchtzucker gibt
es allergische und andere Unverträglichkeits-Reaktionen,
die sich z. B. in Durchfall äußern können.

Übergewicht und allergische Eßsucht haben recht vielfältige Aspekte. Nicht jede(r) Eßsüchtige ist übergewichtig,
und andererseits essen manche »Dicke« rein kalorien-
mäßig nicht mehr als die meisten Normalgewichtigen.
Dies tun sie allerdings oft nach der Formel: »Eine Praline
ist gleich eineinhalb Pellkartoffeln« und lassen die letzteren zur Gewissensberuhigung weg. Andere unterwerfen
sich qualvollen Beinahe-Null-Diäten und kaufen in der
Apotheke teure Schlankheits-Mahlzeiten aus Granula-
ten, die übrigens — lesen Sie die Etiketten! — alle Ma-
germilchpulver oder Molkenkonzentrat enthalten. Wir
haben es schon oft gesagt: Milchallergie ist eine der häufigsten Nahrungsmittel-Allergien! Doch schon eine gerin-
ge tägliche Menge des allergenen Nahrungsmittels
scheint zu genügen, um die Fehlsteuerung des Stoff-
wechsels aufrechtzuerhalten, die zur Fettsucht führt. Vor
allem bleibt der Motor der allergischen Eßgier ange-

schaltet und macht es einem verflixt schwer, eine kalo-
rienreduzierte Diät durchzuhalten. Nicht zuletzt besteht
der Mechanismus der maskierten Allergie (s. S. 15 ff.) (und
Hypoglykämie) aus einem beständigen Wechsel von
Hochs und Tiefs, von Anregungszuständen und darauf-
folgendem »Kater«, dem man nur (auf Zeit) entfliehen
kann, wenn man das betreffende Allergen immer wieder
konsumiert.

Dann gibt es diejenigen, die nicht aufhören können zu
essen, wenn sie einmal angefangen haben. Das normale
Sättigungsgefühl ist ihnen unbekannt, ebenso das »gesunde« Hungergefühl, das man sehr wohl von der allergischen Eßgier unterscheiden kann. Einige Stunden nach
der letzten Mahlzeit meldet sich der Magen, wenn er
wirklich leer ist, mit lautem Knurren. Das Hungergefühl
verschwindet, sobald man ein paar Bissen gegessen hat.
Echter Hunger kann gesättigt werden, allergische Eßgier
erlischt nicht so schnell, sie wird von der Füllung des Magens kaum beeinflußt. Tatsächlich können kurz nach
dem Verzehr eines allergenen Nahrungsmittels akute
Hungerschmerzen auftreten, bei vollem Magen! (In solchen Fällen wirkt übrigens ein Glas »Randolph-Cocktail«
wie ein Wundermittel! S. S. 62) Man hat inzwischen herausgefunden, daß eine Form der »Gehirnallergie« (»ce-
bral allergy«) sich in einer Störung des Appetitzentrums
(»Appestat«) im Hypothalamus äußert. Diese besteht
aus einer Gruppe von Nervenzellen, die die Nahrungs-
aufnahme anregen. Sie werden gebremst durch eine be-
nachbarte Neuronengruppe, die Informationen aus dem
Körper, nämlich vom Füllungszustand des Magens und
vom Blutzuckerspiegel, aufnimmt und verarbeitet. Aber
gerade diese Gruppe von »Appetitbremsern« wird durch
allergene Stoffe außer Gefecht gesetzt, die nicht nur aus
dem Essen stammen müssen. Manche Leute bekommen
Anfälle von Freßsucht, wenn sie bestimmten Umwelt-

chemikalien ausgesetzt sind: Auto- oder Heizungsabga-
se, Parfüms, Zigarettenrauch und viele andere.

Die natürlichen Aromen vieler Speisen wirken auch normalerweise appetitanregend. Denken Sie nur an den
Duft eines frischen Brötchens direkt vom Bäcker, oder
stellen Sie sich frischgepflückte Walderdbeeren vor!
Nicht wahr, es läuft Ihnen das Wasser im Mund zusammen wie den Pawlow'schen Hunden beim Klang der
Mahlzeitenglocke! Sehen Sie, das weiß auch die Lebensmittelindustrie. Wer würde nach dem »After eight« langen, hätte es nicht das unvergleichliche Pfefferminzaro-
ma. All diese sahnigen, fruchtigen, vanilligen, schokola-
digen Düfte, diese knusprigen Bratenaromen, die uns
aus Frischhaltepackungen entgegenwehen: sie stammen
zumeist aus dem Reagenzglas und werden besonders
reichlich auf die Produkte verteilt, deren Zielgruppe Kinder sind. Ist Ihnen auch schon schlecht geworden vom
künstlichen Erdbeeraroma des knallrosa Bubblegum, den
Ihr kleiner Liebling Tag und Nacht nicht aus dem Mund
läßt? Künstliche Speisearomen und Speisefarben sind leider keineswegs harmlos, sondern höchst geeignet, Allergien und Süchte zu erzeugen. So manche Eßsucht ist sicherlich auf Aromastoffe, nicht auf das »nackte« Nahrungs-
mittelmittel fixiert. (Dieses wird nur mit ihrer Hilfe verkauft!).
Die Bulimie, die Eß-Brechsucht, tritt nach Aussagen der
Ärzte zunehmend häufig vor allem bei jüngeren Frauen
auf. Sie wird von allen als psychogen betrachtet. Ihre
Opfer geben sich einer Eßorgie mit meist kalorienrei-
chen Speisen hin und stecken anschließend den Finger
in den Hals, um alles wieder loszuwerden, oder sie nehmen starke Abführmittel. Ich könnte mir gut vorstellen,
daß diese Erkrankung ebensoviel mit Nahrungsmittel-Allergie wie mit der Psyche zu tun hat!
Die allergische Eßsucht ist kein Charakterdefekt, sie ist
eher der Alkohol- oder Drogensucht verwandt. In Stoff-

wechsel und Psyche laufen Vorgänge ab, die das Verhalten des Suchtopfers manipulieren und es weitgehend willenlos machen.

Bei einer Sucht gelingt es nur wenigen besonders Willensstarken, von heute auf morgen das Suchtmittel zu lassen. Bei Alkohol und Drogen ist dies bei aller Schwierigkeit möglich, weil man sie völlig vermeiden kann. Aber essen müssen wir schließlich jeden Tag! Deshalb ist es notwendig, herauszubekommen, welche Nahrungsmittel in unserem Speiseplan (oder auch andere Umweltfaktoren) den »Druckknopf« bilden, der die Eßsucht anschaltet. Bei Betrachtung meiner eigenen Allergie-Historie stelle ich fest, daß sich der »Druckknopf« schon vor vielen Jahren in meinen Träumen offenbart hat. Als Studentin träumte ich immer wieder, daß ich mir vor Ladenschluß schnell noch ein Stück köstliche Quark-Sahnetorte gekauft und auf einer Parkbank verzehrt hätte. Im Traum wässerte mir der Mund. Viel später stellte sich heraus, daß dies genau die Quintessenz meiner schlimmsten Allergene — Weizenmehl, Zucker und Milchprodukte — ist.

Hinweise vor dem Beginn der Testdiät

Medikamente

Wenn Ihr Arzt Ihnen eine *Langzeitbehandlung mit Medikamenten* verordnet hat, z. B. bei Epilepsie, Herzinsuffizienz, Diabetes, Bluthochdruck, chronisch-entzündlichen Erkrankungen, Depressionen, so setzen Sie diese Medikamente nicht eigenmächtig ab und testen Sie Nahrungsmittel-Allergien nur unter ärztlicher Betreuung! Wenn Sie unter *Dauermedikation mit Kortikosteroiden* stehen (z. B. bei Rheuma oder Colitis ulcerosa), nützt Ihnen die Testdiät nichts, denn die meisten allergischen Reaktionen auf Nahrungsmittel werden dadurch stark abgeschwächt oder unterdrückt. Sie sollten einen Arzt der Klinischen Ökologie konsultieren (s. Adressen S. 224).

Wenn Sie sehr *depressiv* sind oder in Ihren Krankheitsphasen *aggressiv* werden, sollten Sie die beschriebenen Tests nie alleine, ohne ärztliche oder pflegerische Aufsicht, unternehmen!

Wenn Sie längerdauernde, ernsthafte Beschwerden haben, lassen Sie sich erst von Ihrem Hausarzt und von Fachärzten untersuchen, um andere als allergische Erkrankungen auszuschließen (z. B. Infektionen, Abnützungserscheinungen, Tumorerkrankungen).

Die *Antibabypille* ist ein Steroidhormon, das das Immunsystem beeinflussen kann. Sie ist nicht selten eine Ursache der Migräne. Das Absetzen kann ebenfalls Probleme mit sich bringen. Fragen Sie einen Arzt!

Während der Entgiftungstage und der Testdiät sollten Sie keine »selbstverordneten« Medikamente, Vitaminpräparate usw. einnehmen; sie können die Ergebnisse verfälschen und u. U. selbst Reaktionen auslösen.

Kaffee, Tee, Süßigkeiten, Alkohol, Zigaretten

Gehören Sie zu denen, die mindestens dreimal täglich ihre Tasse starken Kaffee (oder Tee) brauchen, damit »der Laden läuft«? Dazu noch reichlich Zucker, Kuchen, Schokolade, ab und zu ein Schnaps, Bier, ein Gläschen Wein, und viele, viele Zigaretten? Wenn Sie sich unvorbereitet in das Fasten (oder die risikoarme Diät) und dann in die Testdiät stürzen, wird es Ihnen zunächst ziemlich schlimm gehen, denn all das obige dürfen Sie nicht, und zwar ab sofort! Sie werden die geballten Entzugserscheinungen all dieser Süchte miteinander durchzustehen haben, und die sind meist kein Spaß!

Es ist deshalb gescheiter, wenn Sie sich langsam an die Testdiät heranpirschen und einige Wochen vorher beginnen, eins nach dem andern einzuschränken und sich am besten ganz abzugewöhnen. Beginnen Sie mit dem, was Ihnen am leichtesten fällt. Beim Kaffee dürfen Sie ein bißchen schummeln: Trinken Sie ihn abwechselnd mit Tee und Matetee, und versuchen Sie, auf eine Tasse pro Tag zu kommen.

Koffein, Alkohol und Nikotin sind höchst wirksame Drogen, die das Zentralnervensystem, den Blutkreislauf, die Muskelkontraktion und viele andere Funktionen unseres Körpers beeinflussen, zunächst als Anregungsmittel. Daß wir sie »brauchen«, zeigt schon, daß unser »Normalzustand« nicht optimal ist. Gerade Menschen mit Nahrungsmittel- und Chemikalienallergien haben in der Regel einen hohen Konsum dieser Drogen, da sie sich im täglichen Leben die allergisch bedingten Erschöpfungszustände (Minus-Stadien) einfach nicht leisten können. Doch regelmäßig genommen, entwickeln diese Drogen Eigendynamik. Sie haben ihre eigenen Plus- und Minusstadien, Anregungszustände und Katersymptome, mit andern Worten: suchterzeugende Potenz. Jeder Versuch, aus dem Suchtkarussell auszusteigen, wird mit unangenehmen Symptomen (Kopfweh, Reizbarkeit, Müdigkeit) bestraft, jedes Wiedereinsteigen nach kurzer Abstinenz mit erlösendem Wohlgefühl belohnt. Daraus resultiert eine Art »Selbstdressur«: Brav greifen wir immer wieder zur Tasse Kaffee oder zur Zigarette, weil wir das Gefühl haben: Ich brauche das jetzt! Dann aber kommt ein zweiter Suchtmechanismus hinzu: Je öfter und je mehr wir von einer Droge nehmen, desto weniger und kürzer wirkt sie im erwünschten Sinn. Die Anpassung unseres Organismus erschöpft sich. Haben Sie auch schon erlebt, daß Sie auf eine Tasse Kaffee todmüde wurden und eingeschlafen sind?

»Koffeinfreier« Kaffee ist leider keine gute Lösung für Allergiker. Den Kaffeebohnen wird das Koffein mit organischen Lösungsmitteln (chlorierten Kohlenwasserstoffen) entzogen, von denen in der Regel Spuren im Kaffee zurückbleiben. Diese Stoffe sind zum Teil giftig für die Leber, auch Überempfindlichkeit dagegen wird bei allergischen Patienten immer häufiger gefunden.

Die Testdiät

Die Testdiät ist eine spezielle Form der Rotations-Diät, mit der Sie innerhalb einer Woche die Grundnahrungsmittel herausfinden können, gegen die Sie allergisch sind, aber auch diejenigen, die Sie vertragen. Dazu muß eine mögliche verborgene Allergie »demaskiert« werden (s. S. 15 ff.). Das geschieht ganz einfach dadurch, daß Sie das betreffende Nahrungsmittel mindestens vier Tage nicht essen; so lange dauert es im allgemeinen, bis die letzten Spuren krankmachender Stoffe ausgeschieden sind und Ihr Immunsystem »frisch« darauf reagieren kann.

Das heißt, *der Testdiät gehen vier Entgiftungstage voraus.* Die Entgiftung kann man auf verschiedene Weise erreichen.

1. Fasten

Das ist die vollständigste und radikalste Art, den Körper zu reinigen und ihn in reaktionsbereiten Zustand zu versetzen.

Sie dürfen vier Tage lang nur reines Wasser (möglichst Quellwasser oder ein Heilwasser mit geringem Mineralgehalt, keinen Sprudel!) trinken, und zwar so viel Sie wollen.

Wenn Sie eine »maskierte« Nahrungsmittel-Allergie bzw. -sucht haben, werden Sie vor allem am 2. und 3. Fastentag wahrscheinlich Entzugserscheinungen verspüren: »Katergefühl« mit Kopfweh, Übelkeit, Depressionen, Gliederschmerzen, Abgeschlagenheit. Es sind Beschwerden, die Sie meist schon sehr gut kennen und die Sie vorher mit Aspirin oder Kaffee bekämpft haben. Hier muß ich wiederholen, was ich schon mehrmals gesagt habe: Wenn Sie an Asthma oder schweren Depressionen leiden, Diabetiker sind oder unter medikamentöser Dauerbehandlung stehen, dürften Sie das Fasten und die Tests auf keinen Fall ohne ärztliche Betreuung durchführen!

Noch etwas sollten Sie während der Entgiftungstage und der Tests beachten: Viele von uns sind nicht nur gegen Nahrungsmittel, sondern auch gegen zahlreiche Umweltchemikalien überempfindlich, zum Beispiel gegen Luftverschmutzung. Die herrscht nicht nur in verkehrsreichen Straßen; »dicke Luft« ist auch in den meisten normalen Wohnungen, wenn uns das auch im allgemeinen nicht bewußt ist (ebensowenig wie die »maskierte« Nahrungsmittel-Allergie!). Haarsprays, Haushaltsreiniger, Luftreiniger, Parfüms, Gasherde, Kunstfaserteppiche, Möbel aus Spanplatten (Formaldehyd!), Anstriche mit Kunstharzlack, Holzschutzmittel — all das kann Sie ebenso krank machen wie eine Nahrungsmittel-Allergie, oft noch weit schlimmer. Deshalb sorgen Sie besser erst für frische Luft, bevor Sie zu testen beginnen: Benützen Sie keine Sprays, Parfüms, Desinfektionsmittel, auch keine Zahnpasta mit starkem Aroma; am harmlosesten ist Speisesoda als Zahnputzmittel. Wenn Sie es sich leisten können, führen Sie die Tests in einer Umgebung durch, die möglichst saubere Luft hat, innen wie außen (leicht gesagt!!); wenn nicht, dann machen Sie einen Raum in Ihrer Wohnung zu Ihrem Hauptquartier (und Schlafzimmer), der möglichst wenig von den oben erwähnten »Krankmachern« enthält. Um auf die »Kater«-Beschwerden während des Fastens zurückzukommen: Man kann sie lindern oder sogar weitgehend verhindern, wenn man für eine gründliche Darmreinigung am ersten Fastentag sorgt. Als bestes Mittel dazu hat sich der »Randolph-Cocktail« bewährt (wie Dr. Randolph mir erzählte, wird dieser von seinen Patienten auch »Randolph's Rohrreiniger« genannt):

Kaufen Sie 100 Gramm Natriumbikarbonat (Natron) und 50 Gramm Kaliumbikarbonat in der Apotheke, mischen Sie die beiden Pulver gründlich und geben davon 1 schwach gehäuften Teelöffel in $1/4$ Liter lauwarmes Wasser. Dann schließen Sie die Augen, denken an etwas Schönes (es schmeckt nämlich nicht sonderlich attraktiv) und trinken langsam. Wenn sich in einer halben Stunde noch nichts rührt, trinken Sie eine zweite Portion. Die Darmreinigung ist schmerzlos und äußerst gründlich (allerdings müssen Sie aufpassen, daß Sie rechtzeitig das »Örtchen« erwischen, weil sich die Darmentleerung meist nicht durch Bauchzwicken ankündigt). Auch ein Einlauf ist möglich, wenn Ihnen der lieber ist.

Der »Randolph-Cocktail« kann auch als Notbremse bei allzu unangenehmen Testreaktionen eingesetzt werden, aber bitte nur in Notfällen, nicht täglich! Er ist auch nicht bei allen allergischen Reaktionen wirksam. Synthetisches Vitamin C (Ascorbinsäure) als Allergie-Bremse ist nicht für jeden zu empfehlen; ich habe schon bei vielen Leuten (und bei mir selbst) erlebt, daß es ihnen daraufhin schlechter ging als vorher!

Den 2. und 3. Fastentag müssen manche im Bett verbringen. Normalerweise verschwinden alle unangenehmen Erscheinungen im Laufe des 3. Tages. Am 4. Tag erleben die meisten, daß sie sich so wohl fühlen, wie schon viele Jahre nicht mehr! Das Körpergefühl ist ganz neu: Man kommt sich federleicht vor, die Müdigkeit ist verschwunden, das Gehirn ist klar, und man ist so guter Laune wie schon lange nicht mehr. Alle Sinne sind geschärft, vor allem der Geruchssinn. (Das kann auch unerfreulich sein: Ich habe an meinem 4. Fastentag besonders deutlich wahrgenommen, wie abscheulich Autoabgase stinken!) Wenn Sie keine solch dramatischen Erfahrungen machen, sagt das nicht viel: Falls Sie sich am vierten Tag einigermaßen wohl fühlen und vor allem keine Schmerzen haben, können Sie am 5. Tag mit der Testdiät beginnen.

In vielen Religionen und Kulturen wird Fasten als Mittel zur körperlichen und geistig-seelischen Reinigung, ja als Weg zur Erleuchtung betrachtet. In der Naturheilkunde war Fasten seit jeher ein Heilmittel, das den Körper von Giften und Stoffwechselschlacken befreit. Leider geht man danach in der Regel zur »Normalernährung« über und läßt sich die einmalige Gelegenheit entgehen, die Ursache herauszufinden, weshalb man sich mit Normalernährung so mies gefühlt hat! Das kann man aber nur, wenn man die Nahrungsmittel einzeln austestet, aus denen die Normalernährung besteht.

Übrigens: Wenn Sie sich am 3. Fastentag bereits prächtig wohl fühlen, können Sie sich den 4. Fastentag sparen und gleich mit den Tests beginnen. Wichtig ist vor den Nahrungsmitteltests ein Test Ihres *Leitungswassers,* das Sie normalerweise zum Zubereiten Ihrer Speisen nehmen. Ein Wasserfilter ist übrigens eine gute Sache. Trinken Sie ein Glas Wasser und beobachten Sie für ein bis zwei Stunden, ob sich Ihr Befinden ändert. Wenn Ihr Leitungswasser Beschwerden verursacht, testen Sie verschiedene Mineralwässer. Wasser in Glasflaschen ist vorzuziehen, denn Plastikflaschen geben in der Regel Bestandteile des Kunststoffs an den Inhalt ab, wogegen manche Menschen sehr empfindlich reagieren. Arthritische und rheumatische Schmerzen, vor allem, wenn sie schon jahrelang bestanden haben, brauchen manchmal länger als vier Tage, um zu verschwinden. In manchen Fällen waren bis zu zehn Tagen Fasten dazu notwendig. Dafür ist ärztliche Betreuung unerläßlich, denn während des längeren Fastens stellt sich der Stoffwechsel um, und es tritt Übersäuerung (Hungerazidose) und Azetonbildung (wie bei Diabetes) auf.

Nicht fasten sollte man bei Untergewicht und bei Magen- und Zwölffingerdarmgeschwüren.

2. Gemildertes Fasten: Saftfasten, Teefasten.

Das ist vor allem dann zu empfehlen, wenn Sie schon Erfahrung damit haben und sich nach zwei bis drei Tagen Saft- oder Teefasten wohler gefühlt haben als vorher. Sie können sich darüber im Reformhaus beraten lassen.

3. Risikoarme Diät

Fasten und gemildertes Fasten sind nicht jedem zu empfehlen. Für kleine Kinder und ältere Menschen ist es oft eine zu große körperliche und psychische Zumutung. Auch bei Magen- und Zwölffingerdarmgeschwüren verschärft Fasten die Beschwerden, anstatt sie zu heilen. Übergewichtige ertragen Fasten viel besser als Menschen mit Untergewicht, die ohnehin schon an Energiemangel leiden; sie fühlen sich nach dem Fasten oft sehr schwach, und die ersten allergischen Reaktionen während der Testdiät treffen sie mit der Wucht eines Vorschlaghammers.

Es gibt kein Nahrungsmittel, das nicht beim einen oder anderen schon eine allergische Reaktion ausgelöst hätte. Aber statistisch betrachtet tun das bestimmte Nahrungsmittel häufiger als andere (einesteils weil sie häufiger verzehrt werden, anderenteils, weil ihre »allergene Potenz« größer ist, z.B. bei allen eiweißreichen Nahrungsmitteln).

Als »*risikoarm*«, was maskierte Allergie und andere Unverträglichkeitsreaktionen betrifft, haben sich in der Klinischen Ökologie erwiesen: Lamm (Hammel); Kabeljau,

Scholle, Forelle (wenn jemand eine Fischallergie hat — oft äußert sie sich schon als heftige Übelkeit auf Fischgeruch — weiß er/sie das normalerweise! Fisch wird bei uns im allgemeinen nicht täglich gegessen, und allergische Reaktionen zeigen sich meist sofort oder nach wenigen Stunden); Birnen (am besten als Kompott; auf größere Mengen roher Birnen reagieren viele Leute mit Blähungen); Avodacos, grüne Bohnen, Zucchini, Kürbis, Squash (»Kürbchen«), Pastinaken, Karotten, Kohlrüben (Bodenkohlrabi), Weiße Rüben (in Frankreich als »Navets« bekannt und geschätzt, bei uns nur gelegentlich zu haben. Wenn Sie sie mal in einem Gemüseladen finden sollten: sie sind plattrund, weiß und oben meist violett angehaucht). Blattgemüse unter den Kohlgewächsen (Weiß- und Rotkohl, Blumenkohl, Rosenkohl, Brokkoli, Grünkohl) sind ebenfalls »risikoarm« aber nur aus pestizidfreiem Anbau (Bioland, Demeter). Die »konventionell« angebaute übliche Marktware ist im allgemeinen stärker als andere Gemüse mit Pestiziden behandelt. Reis, Sago (Palmsago; Vorsicht! Der in Deutschland meist angebotene »Sago« ist aus Kartoffelstärke hergestellt!), Tapioka (Perlsago, aus Maniok- oder Batatenstärke hergestellt), Pfeilwurzelmehl (Arrowroot, aus verschiedenen tropischen Pflanzen hergestellt); Sonnenblumenöl (kaltgepreßt, unraffiniert), Olivenöl.

Nach meiner Erfahrung kann man folgende Nahrungsmittel einbeziehen: Beerenfrüchte (Himbeeren, Brombeeren, Erdbeeren — abgesehen von der ziemlich seltenen Erdbeerallergie), Melonen, Aprikosen; Gurken, Endivien, Chicorée, Feldsalat, Sommer- und Winterportulak (»Postelein«), gerösteter Buchweizen (»Kascha«; durch das Rösten werden offenbar allergene Stoffe zerstört); Truthahn, Kaninchen; Kalbfleisch (vergleichsweise risikoarm).

In kleinen Mengen ist Meersalz fast immer verträglich,

ebenso Fruchtzucker und frischgepreßter Zitronensaft (wenn möglich aus ungespritzten Zitronen!).

Leider kann ich Ihnen keine Garantie geben, daß Sie nicht ausgerechnet auf eines oder mehrere dieser »risikoarmen« Nahrungsmittel mit Beschwerden reagieren; die Liste beruht auf Statistik. Aber im Einzelfall kann alles ganz anders aussehen.

So testete ein Klinischer Ökologe bei einem kleinen Mädchen mit Neurodermitis eine starke Allergie gegen Karotten. Milch dagegen war verträglich. Die Eltern wollten dem Kind etwas besonders Gutes zukommen lassen und kauften Milch aus Demeterbetrieben. Dem Arzt und den Eltern war zunächst unerklärlich, daß das Kind auf diese Milch mit erneutem Aufflammen der Neurodermitis reagierte. Erst nach längerem Nachforschen kristallisierte sich heraus, daß Kühe in Demeterbetrieben entsprechend den Lehren Rudolf Steiners vorzugsweise mit Karotten gefüttert werden. In die Milch (auch Muttermilch) können Nahrungsmittel-Allergene übergehen, das hat sich in zahlreichen Beobachtungen erwiesen.

Ich habe Ihnen diese Geschichte *nicht* erzählt, um die biologisch-dynamische Landwirtschaft zu diskreditieren, ganz im Gegenteil: Als einer der ersten hat Rudolf Steiner erkannt, wohin der Weg des technischen »Fortschritts« und der Chemisierung unserer Nahrungsmittelproduktion führt. Auf Produkte aus biologisch-dynamischem Anbau (und ähnlichen pestizidfreien Anbaumethoden) sind heute bereits manche hochempfindliche Patienten angewiesen, um einigermaßen beschwerdefrei leben zu können. Die Geschichte sollte Ihnen zeigen, welch sonderbare Wege die Allergie nehmen kann, und welche Detektivarbeit manchmal nötig ist, ihnen zu folgen.

Beginnen Sie mit der Detektivarbeit gleich jetzt und legen Sie ein Heft an, in das Sie jeden Tag eintragen, was

Sie gegessen haben und wie Sie sich danach fühlen. (Während der eigentlichen Testdiät werden die Beobachtungen dann ganz systematisch aufgezeichnet.)

Von den angegebenen Nahrungsmitteln dürfen Sie essen, was und wieviel Sie wollen, aber *nichts anderes!* Auch keine Gewürze außer Meersalz und Zitronensaft in kleinen Mengen.

Versuchen Sie möglichst, Nahrungsmittel (vor allem Gemüse und Obst) aus *pestizidfreiem Anbau* zu bekommen.

Nach vier Tagen risikoarmer Diät sollten Sie sich wohler fühlen als vorher. Für die meisten Übergewichtigen wirkt sie Wunder, vor allem, wenn Salz und Öl sparsam verwendet werden und die Stärkemahlzeiten keine »Doppelportionen« sind. Übergewicht besteht zum Teil aus Wasseransammlungen im Körpergewebe infolge allergischer Reaktionen auf Nahrungsmittel. Wenn Sie der Allergie keine Chance geben, indem Sie fasten oder nur risikoarme Diät essen, wird dieses Gewebswasser meist sehr schnell ausgeschieden: Sie können in vier Tagen bis zu 5 kg an Gewicht verlieren, besonders wenn Sie vorher sehr »aufgeschwemmt« waren. Sicher kommt Sie zwischendurch die Versuchung an, einen Griff in die Keksdose oder Pralinenschachtel zu tun, oder ein Bierchen zu trinken. Sie werden sofort selbst merken, daß jeder »Sündenfall« Sie an den Anfang zurückwirft. Nach kurzem Vergnügen kommt die (meist viel längere) Reue in Form von Entzugserscheinungen.

Diese Entzugserscheinungen sind in den ersten zwei Tagen ohnehin zu erwarten, wenn Sie so vieles, was Ihnen lieb und teuer war, nicht mehr essen und trinken. Kopfweh, Depressionen, Gliederschmerzen können mit dem »Randolph-Cocktail« (1 Glas voll) gelindert werden (s. S. 62). Nun muß ich etwas sagen, was kein Klinischer Ökologe und auch sonst kein strenger Gesundheitswäch-

ter hören darf, deshalb setze ich es in doppelte Klammer:
((Wenn Sie am Anfang des Fastens bzw. der risikoarmen
Diät sehr starke Kopfschmerzen bekommen, wie Sie sicher schon öfter hatten, und wenn Ihnen bisher Aspirin
geholfen hatte, dann nehmen Sie eins — mit dem heili-
gen Schwur, daß es das letzte Ihres Lebens sei! Ein Aspirin ist schneller wieder ausgeschwitzt, als ein Rückgriff in
die Keksdose, und es kann Ihnen helfen, standhaft zu
bleiben!)) Auch Akupunktur kann Ihre Entzugserscheinungen lindern, wenn Sie einen guten Therapeuten kennen. Es hilft Ihnen sicher, durchzuhalten, wenn Sie immer
daran denken: Entzugserscheinungen sind ein Zeichen,
daß Sie der Ursache Ihrer Leiden dicht auf der Spur sind!
Bei der Zusammenstellung der risikoarmen Diät ist es
sinnvoll, sich an einige Grundregeln zu halten:
Stärketräger (Reis, Buchweizen, Sago) nicht mit säuerlichen Früchten kombinieren, sonst gibt es Gärungen und
Verdauungsbeschwerden. Fleisch und Fisch können mit
säuerlichen Früchten und allen Sorten Gemüse und Salat
zusammen verzehrt werden, sollten aber besser nicht mit
Stärketrägern kombiniert werden (im Sinne der
Hay'schen Trennkost). Rohes Obst und Gemüserohkost
ist nicht für jeden gleich gut verträglich, vor allem nicht
bei entzündlichen Erkrankungen im Magen-Darmtrakt
und bei allgemeiner Verdauungsschwäche. Kompotte
(ungesüßt oder mit wenig Fruchtzucker) und gedünstete
Gemüse sind vorzuziehen, bis sich der Organismus wieder gekräftigt hat.
Ansonsten essen Sie so viele Gemüse roh, wie Sie können
und mögen (mit Ausnahme von grünen Bohnen; die
müssen unbedingt gekocht werden!) Die besten Zubereitungsarten sind ab Seite 189 beschrieben.
Als *Getränke* sind geeignet: Quellwasser, Heilwässer mit
geringem Mineralgehalt (am besten in Glasflaschen; kein
Sprudel oder Getränk mit zugesetzter Kohlensäure!),

Kräutertees. Unter diesen sind vergleichsweise risikoarm: Brennessel, Brombeerblätter, Lindenblüten, Fenchel, Mate (enthält Vitamin C, aber auch Coffein!). Stark aromatische Tees (Pfefferminze, Kamille, Melisse usw.) sind nicht für alle verträglich. Wenn Sie sich auf einen Kräutertee müde oder benommen fühlen, ersetzen Sie ihn durch einen anderen oder durch Wasser.

Fruchtsäfte in Flaschen sollten Sie erst im Rahmen der Testdiät einzeln probieren. Man kann nämlich die unangenehmsten Überraschungen damit erleben, besonders, wenn man allergisch gegen Hefe und Schimmelpilze ist. Handelsübliche Säfte werden im allgemeinen nicht aus taufrischen, handverlesenen Früchten hergestellt; immer ist ein Prozentsatz verletzter, angegorener, angeschimmelter Früchte dabei.

Der folgende Menüvorschlag ist für Nicht-Vegetarier entworfen; wenn Sie Vegetarier sind (und bleiben wollen), lassen Sie die Fleisch- und Fischgerichte weg und vergrößern dafür die Portionen von Gemüsen und Stärketrägern. Leider gehören die hauptsächlichen Proteinträger in einer vegetarischen Diät (Hülsenfrüchte und Soja, Vollgetreide, Nüsse und Samen, Milchprodukte, Eier) zu den ausgesprochen risikoreichen Nahrungsmitteln, was Allergien betrifft. Alles das sollen Sie später testen.

Wenn Sie allergisch gegen Fisch sind, ersetzen Sie ihn durch Truthahn, Lamm, Kaninchen oder eventuell Kalbfleisch (mit Vorbehalt zu empfehlen; die Verwendung von Östrogenen und Antibiotika scheint zurückgegangen zu sein).

Ich habe absichtlich keine Mengenangaben gemacht, denn der Appetit ist individuell sehr verschieden. Bemessen Sie vor allem die Gemüse- und Salatportionen reichlich, denn Sie sollen nicht Hunger leiden. Wenn es Ihnen schmeckt, essen Sie ruhig zwei Forellen und große Fleischportionen; wenn Sie untergewichtig sind, stocken

Sie bei den Stärketrägern (Reis, Buchweizen, Tapioka)
auf. Sie können Salate und Rohkost auch zwischen den
Hauptmahlzeiten essen, ebenso die erlaubten Obstsorten. Auch können Sie innerhalb eines Tages die verschiedenen Mahlzeiten gegeneinander austauschen oder
mehrmals von demselben Nahrungsmittel essen. Für Berufstätige mit kurzer Mittagspause ist es praktisch, das
»Obstfrühstück« als Mittagessen zu nehmen, die aufwendigeren Protein- und Stärkemahlzeiten als Frühstück
bzw. Abendessen.

Menüvorschlag für 4 risikoarme Tage

1. *Frühstück:* Honigmelone oder frisches Beerenobst,
oder Kompott (zuckerfrei oder mit etwas
Fruchtzucker; Konserven oder Tiefgekühltes aus Reformhaus oder Bioladen
können verwendet werden, wenn kein
frisches Obst erhältlich ist)

Mittags: Scholle oder Kabeljau, in Sonnenblumenöl gebraten, oder gedünstet,
Blumenkohl oder Brokkoli, gedünstet,
Endivien, Kopfsalat oder Chicorée, mit
Zitronensaft, Meersalz und SB-Öl oder
Olivenöl angemacht

Abends: Reissuppe mit Gemüseeinlage (Karotten,
Blumenkohlröschen) oder Vollreis, körnig gekocht, mit Gemüse oder Rohkostsalat.

2. *Frühstück:* Aprikosen, frisch oder als Kompott,
oder Karotten, fein geraffelt, mit Zitronensaft und SB-Öl angemacht

Mittags: Lammkoteletts, gegrillt, oder Lammbraten im eigenen Saft geschmort, gedünstete grüne Bohnen und/oder gedünstete Zucchini

Abends: Buchweizenbrei (Kascha), Chinakohl als Salat oder gedünstet oder Weiß- und Rotkohl-Rohkost, mit Meersalz, Zitronensaft und SB-Öl oder Olivenöl angemacht

3. *Frühstück:* Birnenkompott, zuckerfrei, oder rohe Birnen (Vorsicht, Blähungen möglich!)

Mittags: Forelle, gegrillt oder gedünstet, mit etwas Zitronensaft beträufelt (nicht »blau«, da Essig nicht risikoarm!), Kohlrüben, Kohlrabi oder Weiße Rüben, in SB-Öl angeschmort und gedünstet, oder Rosenkohl, gedünstet; Gurkensalat mit Zitronensaft und SB-Öl oder Olivenöl

Abends: Süßkartoffeln, wie Pellkartoffeln weichgedämpft, oder in fingerdicke Scheiben geschnitten und in SB-Öl gebraten; oder Squash-, Kürbis- oder Zucchinischeiben, in der Pfanne goldgelb gebraten oder auf eingeöltem Backblech gebacken.

4. *Frühstück:* Avocados, mit oder ohne Zitronensaft

Mittags: Truthahn-Brustfilets, in SB-Öl gebraten, oder gedünstet; gemischtes Gemüse, unter Rühren gebraten (s. S. 188 f.) bestehend aus Karotten, Pastinaken, Brokkoli, Chinakohl, gewürfel-

ter Salatgurke (was immer Sie gerade da-
heim haben);
Chicorée- oder grüner Salat

Abends: Suppe aus Sago oder Tapioka (Perlsago),
wie Reissuppe zubereitet, mit Gemüseeinlage (evtl. Reste von mittags)

Dieser Speisezettel für vier Tage ist bereits eine Rotations-Diät (zumindest was die Stärketräger und die Proteinträger betrifft). Sie können immer wieder von vorne
damit beginnen und erreichen damit optimale Abwechslung unter den »erlaubten« Nahrungsmitteln.
Doch die Auswahl an diesen ist bei der risikoarmen Diät
sehr beschränkt, deshalb ist es sinnvoll, mit dem Testen
weiterer Nahrungsmittel zu beginnen, wenn der Zweck
der Diät erreicht ist, wenn Sie sich nämlich wohler fühlen
als vorher, weil Ihr Organismus sich von den »inneren
Verletzungen« durch allergische Prozesse zu erholen beginnt.
Wie ich schon sagte, gibt es leider keine Garantie darüber, daß Sie nicht auf eines oder mehrere der »risikoarmen« Nahrungsmitteln Beschwerden bekommen (zu
den harmloseren gehören Blähungen auf Kohlgemüse);
testen Sie diese später, und wenn sich die Beschwerden
wiederholen, streichen Sie das Betreffende von Ihrem
künftigen Speisezettel. Manchmal ist es nur eine Frage
der Zubereitung, wie verträglich etwas ist, und sehr häufig ist zu schnelles Essen und mangelhaftes Kauen der
Hauptgrund von Verdauungsbeschwerden!
Der Menüvorschlag auf S. 70 soll für Sie nur eine Anregung sein. Stellen Sie sich nach den Regeln größtmögli-
cher Abwechslung innerhalb der gegebenen Auswahl Ihren eigenen Plan auf! Möglicherweise bekommen Sie
manches nicht zu kaufen und müssen andere Zusam-

menstellungen machen. Es schadet auch nicht, wenn Sie das eine oder andere öfter wiederholen, als der Rotations-Diät entspricht.

Am Ende der vier Tage ziehen Sie Bilanz: Fühlen Sie sich besser als vorher? Sind alle Entzugserscheinungen (Kopfweh, Müdigkeit, Gliederschmerzen, Rückenschmerzen usw.) verschwunden? Wenn es Ihnen zwar schon besser geht, aber Sie sind noch nicht ganz beschwerdefrei, hängen Sie noch einen bis zwei Tage risikoarmer Diät an.

Tests für Grundnahrungsmittel

Nach vier Tagen Fasten, gemildertem Fasten oder risikoarmer Diät können Sie mit dem Testen der Grundnahrungsmittel beginnen. Voraussetzung ist, daß Sie sich weitgehend beschwerdefrei fühlen, denn noch bestehende Schmerzen, starke Benommenheit oder depressive Verstimmung können die eigentlichen Testsymptome überdecken, und Ihre Mühe war umsonst. Sie müssen sozusagen wie ein »weißes Blatt Papier« anfangen.

Legen Sie ein Protokollheft der Tests und Ihrer Reaktionen an!

Auf die *erste Seite* schreiben Sie Ihre Erfahrungen während des Fastens oder der risikoarmen Diät, und wie Sie sich am Beginn der Testdiät fühlen. Übergewichtige sollten während der Testdiät täglich morgens und abends ihr Gewicht eintragen: auffallende Gewichtszunahme »über Nacht« ist oft ein Hinweis auf eine allergische Reaktion. Der *Pulstest* kann ebenfalls eine Reaktion auf ein Nahrungsmittel anzeigen. Sie zählen eine Minute lang Ihren Puls, und zwar unmittelbar vor dem Essen und vom Ende der Mahlzeit an gerechnet, nach 15 Minuten, 30 Minuten, 1 Stunde, evtl. 4 Stunden. Wenn Ihr Puls deutlich schneller oder auch langsamer wird, reagiert Ihr Körper allergisch (unter anderem wird das vegetative Nervensystem beeinflußt); wenn sich der Puls bei einem Nahrungsmittel nicht ändert, bedeutet dies aber nicht in jedem Fall, daß Sie dieses Nahrungsmittel vertragen! Die allergischen Symptome, die Sie bei sich wahrnehmen, können andere sein. Eine Vorbedingung für das richtige Gelingen ist, daß Sie vor dem Essen und dem Pulsfühlen zwei bis drei Minuten ruhig sitzen und sich entspannen, damit Sie den richtigen Normalwert messen. Schnelle Bewegungen erhöhen den Puls!

Auf die *zweite Seite* können Sie eine *Fotokopie des Testplans* (S. 80 oder S. 81) kleben und die erfolgten Einzeltests darauf »abhaken«. (Meine Methode: verträgliche Nahrungsmittel *grün* unterstreichen, unverträgliche *rot*. Starke Reaktionen doppelt, schwache und zweifelhafte gestrichelt unterstreichen.)
Den Testplan können Sie selbstverständlich auch nach Ihren Bedürfnissen abändern, vor allem, wenn Sie bereits *wissen* (nicht nur meinen!), daß bestimmte Nahrungsmittel für Sie unverträglich sind. Ersetzen Sie z. B. Fisch (bei Fischallergie) durch Truthahn oder Kaninchen, Eier durch Käse usw. Was das »Meinen« betrifft: Schließen Sie vor den Tests eine Wette mit sich ab, worauf Sie reagieren werden! Sie werden sich wundern!!! Der Testplan ist so gestaltet, daß Sie ihn notfalls auch durchführen können, wenn Sie *berufstätig* sind. Am Nachmittag können Sie Früchte testen (hier sind nur selten stärkere Reaktionen zu erwarten). Die Stärketräger testen Sie besser am Abend, denn mögliche Reaktionen darauf dauern meist länger. Es ist gut, wenn Sie danach die Nacht zum Ausschlafen haben! Fürs Frühstück bleiben dann die Gemüse und Salate.
Aber Sie können auch *innerhalb eines Tages* die Einzeltests beliebig untereinander *austauschen,* wie es Ihnen gerade am besten liegt. Zwei Tests sind besonders wichtig und erfordern genaue Beobachtung: *Zucker* (und zwar der Zucker, den Sie normalerweise benützen: Weißzucker oder Rohrzucker oder Fruchtzucker oder

Honig usw.) und *Hefe* (am besten 1 gehäuften Eßlöffel Nährhefe in heißem Wasser lösen und als Brühe trinken!). Diese beiden Tests machen Sie am besten zu Hause (z. B. Hefe am Freitag abend, Zucker am Sonntag morgen).

Die *Reihenfolge der Tage* dürfen Sie *nicht ändern,* auch keinen Einzeltest beliebig von einem Tag auf den andern verlegen, denn sonst kommt der Rotationsplan durcheinander, und die Testergebnisse können bei sehr empfindlichen Menschen verfälscht werden.

Eines ist ganz wichtig: Nehmen Sie die nächste Testmahlzeit erst ein, wenn eine *Reaktion ganz abgeklungen* ist! (Sie können das unter Umständen mit etwas Speisenatron oder »Randolph-Cocktail« (s. S. 62) in 1 Glas Wasser beschleunigen). Möglicherweise können Sie dann nur drei, oder nur zwei Nahrungsmittel an einem Tag testen. Macht nichts. Was Sie in dieser Woche nicht testen, kommt später dran. Am erfolgreichsten ist die ganze Prozedur (mit Fasten usw. und Testdiät), wenn Sie sie zu Hause durchführen können oder in einer Umgebung, in der Sie wenig mit Umweltchemikalien und anderen Streßfaktoren belastet sind: möglichst also im Urlaub. In diesem Fall rate ich Ihnen, die Reihe der Stärketräger und Zucker zum Frühstück zu testen: Früh auf nüchternen Magen sind die Reaktionen schärfer ausgeprägt, gehen aber auch schneller wieder vorbei (das hängt mit der Tageskurve der Nebennierenaktivität zusammen: morgens wird mehr »antiallergisches« Kortisol ausgeschüttet). Reaktionen am Abend sind oft nicht so heftig, hinterlassen aber manchmal einen »Kater« am nächsten Morgen.

Auf der *dritten Seite* Ihres Protokollheftes beginnen Sie mit genauen Aufzeichnungen über die einzelnen Tests und Ihre Reaktionen.

Ein Beispiel:

Datum ... Uhrzeit ... Nahrungsmittel: XY

Zeit	0	Testmahlzeit	15 min	30 min	1 h	2 h	4 h
Puls	70		78	85	80	75	70
Symptome			Kratzen im Hals, Hitzegefühl	Druck im Kopf, trockener Mund, Flimmern vor den Augen	Müdigkeit, Beine schwer	schläfrig	wieder frisch

Um die einzelnen Symptome einer Testreaktion zu erkennen, müssen Sie sozusagen »in sich hineinhorchen« und sich selbst genau beobachten. Das hat nichts mit Hypochondrie zu tun! Sie sind jetzt Patient und Arzt zugleich (oder, wenn Ihnen das lieber ist: Wissenschaftler und Versuchskaninchen in einer Person). Sie werden sehr bald merken, daß die Zustände, die Sie als Reaktionen auf ein bestimmtes Nahrungsmittel erleben, Ihnen nicht unbekannt sind. Manche haben Sie sicher bisher für »normal« gehalten: Anfälle von Müdigkeit nach dem Essen, Verstimmtheit und Ärger (im täglichen Leben findet sich zumeist ein »Objekt« oder ein Mitmensch, worauf man den aufsteigenden Ärger projiziert!), Antriebslosigkeit und Inaktivität (»wie gelähmt sein«) oder das Gegenteil: Drang zur Überbetriebsamkeit (»sich selbst in die Luft sprengen«).

Am verblüffendsten für die Betroffenen ist es, wenn im Verlauf einer Testreaktion, sozusagen wie auf Knopfdruck, Gefühle und Zustände auftauchen, die man bisher für »rein seelisch bedingt« gehalten hat: Es können sogar quälende Angst- oder Schuldgefühle sein, als Reaktion auf den Verzehr eines ganz banalen Nahrungsmittels! (s. S. 37 ff.)

Diese »Demaskierung« manchmal langjähriger qualvoller Zustände ist für die Betroffenen immer eine Erlösung: Wie wenn man ein Gespenst, das einen im Dunkeln erschreckt hat, im hellen Tageslicht als harmlos erkennt.

Mögliche Symptome nach Testmahlzeit

– Prickeln auf den Lippen, Anschwellen der Zunge oder der Lippen, Kratzen im Hals, belegte Stimme, auffallend trockener Mund oder starker Speichelfluß, auffallend trockene oder laufende Nase, häufiges Niesen, aufsteigendes Hitzegefühl, Frösteln, Kopfdruck, Sehstörungen, Drehschwindel, »Sekundenschwindel« (beim schnellen Bücken wird es »schwarz vor den Augen«);
– Änderung der Pupillenweite (auffallend eng — auffallend weit);
– Änderung der Gesichtsfarbe (auffallend gerötet, v. a. Wangen und Ohrläppchen — auffallend blaß);
– Druck in der Magengegend, Aufstoßen, Blähungen, krampfartiges Bauchweh, Durchfall, Heißhunger, Durst;
– Atemnot, Husten, Herzbeklemmung, Herzjagen (schneller Puls), langsamer Puls, Schweißausbruch, kalte Hände und Füße;
– Kopfweh, Migräne;
– Müdigkeit, Schlafsucht.

Spätreaktionen, die meist nach Stunden oder erst am nächsten Tag auftreten:
– Hautjucken, Ausschlag, Augenbrennen, Schwellungen (Lider, Hände, Füße, Bauch: Taillenumfang ändert sich!);
– Schmerzen (Rücken-, Schulter-, Gelenk-, Muskelschmerzen, »Ziehen« in den Beinen).

Neurologische Symptome:

- Hände und Füße nicht stillhalten können (»Zappelphilipp«, Hyperaktivität), Zittern der Gliedmaßen, taubes Gefühl in Händen und Füßen;
- ungeschickte oder krampfhafte Bewegungen, mangelnde Bewegungskoordination (»Stolpern über die eigenen Füße«; Handschrift verändert sich!)

Psychische Symptome:

- Gefühl der Erschöpfung, Unfähigkeit, sich zu konzentrieren, Gedanken laufen immer im Kreis;
- Unruhegefühl, Aggressionsgefühle (grundloser Ärger oder Zorn);
- grundlose Angst- und Schuldgefühle, Anfall von Menschenscheu (Gefühl, sich verkriechen zu müssen), grundlose Traurigkeit (bis zum Weinkrampf), Übererregung (bis zum Lachkrampf).

Es ist möglich, daß Sie Symptome erleben, die nicht auf dieser Liste stehen. Notieren Sie alles, was sich nach der Testmahlzeit in Ihrem Befinden ändert.
Je früher eine Reaktion eintritt, je länger sie andauert und je mehr die Psyche in Mitleidenschaft gezogen ist, desto stärker ist die allergische Sensibilisierung.

Testdiät (Grundnahrungsmittel) vegetarisch

Tag	1	2	3	4	5	6	7
Stärke-träger und Zucker	Reis (Vollreis, gekocht)	Kartoffeln (gekocht oder in der Schale gebak-ken)	Weizen (z. B. Weizen-flocken-porridge)	Buch-weizen (Kascha, gekocht)	Hafer (Hafer-flocken-porridge)	Zucker oder Honig (in Wasser gelöst)	Roggen (Schrot-brei oder Roggen-knäcke; wenn Milch o. k.:) mit Butter
Protein-träger	Tofu (evtl. mit Soja-milch an-gerührt)	Kuhmilch oder Quark oder Joghurt	Kicher-erbsen (Garban-zos, ein-geweicht und ge-kocht)	Mandel-milch* oder Nuß-milch* oder 1 Sorte Nüsse Ihrer Wahl * Rezept S. 170	Ziegen-milch oder Ziegen-käse	Azuki-bohnen oder Linsen oder andere Bohnen (gekocht)	Eier oder Käse aus Kuhmilch (Hart- oder Schim-melkäse)
Früchte	Apfel	Banane	Trauben oder Beeren-obst (Him-beeren oder Brom-beeren oder Johannis-beeren)	Hefe (1 EL Nährhefe in heißem Wasser)	Birnen oder Erd-beeren oder Heidel-beeren	Orangen oder Manda-rinen oder Grape-fruit	Steinobst (Pfirsich oder Aprikose oder Pflaumen oder Kirschen) oder Ananas (frisch)
Gemüse, Salate	Blumen-kohl oder Brokkoli oder Kohlrabi (gedün-stet)	Karotten (Rohkost oder ge-dünstet; wenn Milch o. k.:) mit Sahne	Kopfsalat oder Endi-vien oder Chicorée, mit Meer-salz, Zi-tronensaft, Olivenöl	Tomaten	Grüne Bohnen oder Por-ree (ge-dünstet)	roter, grüner Paprika oder Auber-ginen, ge-schmort in SB-Öl	Verträg-licher Salat (z. B. Kopfsalat) mit Oli-venöl und Essig

Testdiät (Grundnahrungsmittel)

Tag	1	2	3	4	5	6	7
Stärketräger und Zucker	Reis (Vollreis, gekocht)	Kartoffeln (gekocht oder in der Schale gebakken)	Weizen (z. B. Weizenflockenporridge)	Buchweizen (Kascha, gekocht)	Hafer (Haferflockenporridge)	Zucker oder Honig (in Wasser gelöst)	Roggen (Schrotbrei, oder Roggenknäcke; wenn Milch o. k.:) mit Butter
Proteinträger	Seefisch (Scholle, Kabeljau, Schellfisch, gedünstet)	Milch oder Quark oder Joghurt	Schweinesteak (naturell oder gegrillt)	Rindersteak (gegrillt)	Huhn Brustfilet, gegrillt, oder gehäutetes Brathuhn)	Lammkoteletts (gegrillt)	Eier (weichgekocht oder pochiert)
Früchte	Apfel	Banane oder: Kaffee (1 Tasse) oder: Schwarzer Tee (1 Tasse)	Trauben oder Beerenobst (Himbeeren oder Brombeeren oder Johannisbeeren)	Hefe (1 EL Nährhefe in heißem Wasser)	Birnen oder Erdbeeren oder Heidelbeeren	Orangen oder Mandarinen oder Grapefruit	Steinobst (Pfirsich oder Aprikose oder Pflaumen oder Kirschen) oder Ananas (frisch)
Gemüse, Salate	Blumenkohl oder Brokkoli oder Kohlrabi (gedünstet)	Karotten (Rohkost oder gedünstet; wenn Milch o. k.:) mit Sahne	Kopfsalat oder Endivien oder Chicorée, mit Meersalz, Zitronensaft, Olivenöl	Tomaten	Grüne Bohnen (gedunstet) oder Porree (gedünstet)	roter, grüner Paprika oder Auberginen, geschmort in SB-Öl	Verträglicher Salat (z. B. Kopfsalat) mit Olivenöl und Essig

81

Die Durchführung der Testdiät

Wenn Sie den Testplan in Ihre Arbeitszeit einbauen müssen, beginnen Sie mit den vier Entgiftungstagen (Fasten, gemildertes Fasten oder risikoarme Diät) am Freitag. Der erste Fastentag ist meist problemlos (abgesehen von kräftigem Hungergefühl), die beiden unangenehmen Tage fallen dann aufs Wochenende. Am Montag ist das Schlimmste bei fast allen vorbei. Am Dienstag kann die Testdiät beginnen.

Der *1. Tag* der Testdiät entspricht fast dem ersten Tag der risikoarmen Diät, so daß Sie kaum stärkere Reaktionen zu erwarten haben (außer vielleicht auf Äpfel). Wie bei der risikoarmen Diät sollten Sie Früchte in der Form testen, wie Sie sie am besten vertragen, also möglicherweise nicht roh, sondern als zuckerfreies Kompott, gegrillt oder in anderer Form.

Am *2. Tag* testen Sie das Milchprodukt im Testplan, das Sie am liebsten mögen, aber natürlich ohne alle Beigaben (Joghurt also nur natur). Wenn Sie Milch (oder Milchprodukte) schon getestet haben und vertragen, können Sie die Karottenrohkost mit Sahne anmachen, wenn nicht, testen Sie Karotten ohne alles! Wenn Sie es unbedingt wissen wollen: testen Sie Kaffee oder Schwarzen Tee (ohne alles).

Am *3. Tag* testen Sie Weizen, indem Sie z.B. Demeter-Weizenflocken mit etwas Wasser (und Meersalz nach Geschmack) kurz zu Porridge aufkochen. Der Salat besteht aus drei (genaugenommen vier) Nahrungsmitteln, die aber alle vergleichsweise risikoarm sind. Wenn Sie trotzdem eine Reaktion haben, bleibt nichts übrig, als später alle Zutaten einzeln oder in anderen Kombinationen zu testen.

Am *4. Tag* bereiten Sie Buchweizen genau wie Reis zu: in Wasser kochen, leicht salzen. (Buchweizen ist zwar kein »Grundnahrungsmittel« bei uns, aber ein idealer Stärketräger, der bei Getreideunverträglichkeit eingesetzt werden kann.) Für den Test auf Hefe lösen Sie 1 gehäuften Eßlöffel Nährhefe (aus dem Reformhaus) in heißem Wasser und trinken es wie eine Brühe. Die Tomaten können Sie grillen, wenn Ihnen das lieber ist.

Am *5. Tag* testen Sie Hafer, am besten als gekochtes Porridge. Zum Hühner-Test: Wenn Sie erfahrungsgemäß sehr empfindlich gegen Gewürze sind, sollten Sie reines, gegrilltes oder gedünstetes Hühnerfleisch testen. Ansonsten können Sie, z.B. im Restaurant, von einem Grillhähnchen die gewürzte Haut entfernen; auch die Sauce müssen Sie weglassen.

Am *6. Tag* sollten Sie sich besonders für den Zuckertest Zeit nehmen. Testen Sie den Zucker, den Sie gewöhnlich verwenden, indem Sie 1 gehäuften Eßlöffel in 1 Glas leicht angewärmtem Wasser auflösen und langsam trinken. Beobachten Sie Puls und Symptome mindestens vier Stunden lang. Bei Neigung zu Hypoglykämie (s. S. 49 ff.) zeigen sich manchmal die Symptome erst nach mehreren Stunden.

Am *7. Tag* testen Sie Essig (Weinessig oder Apfelessig, was immer Sie gewöhnlich verwenden) in Form einer Salatsauce mit Olivenöl, wenn Sie den Salat am 3. Tag vertragen haben. Wenn nicht, testen Sie Essig am besten solo: 1 Eßlöffel in ½ Glas Wasser verdünnt trinken. Getränke lösen meist sehr schnell Reaktionen aus, die aber im allgemeinen kürzer sind als die auf feste Mahlzeiten. Wenn sich innerhalb von zwei Stunden in Ihrem Befinden nichts ändert, folgt in der Regel auch nichts mehr, so daß Sie weitertesten oder aber eine Mahlzeit aus bereits getesteten, verträglichen Speisen essen können (Sie sollen schließlich nicht verhungern!). Als Getränk außerhalb der eigentlichen Tests sollten Sie möglichst nur (verträgliches) Wasser zu sich nehmen!

Für die Testdiät sollten Sie im Idealfall *Nahrungsmittel aus pestizidfreiem Anbau* verwenden, um herauszufinden, ob Sie auf das Nahrungsmittel oder auf unerwünschte Zutaten und Rückstände reagieren. Doch ist es oft schwierig, die verschiedenen Obst- und Gemüsesorten und vor allem Fleisch in dieser Qualität zu bekommen. Notieren Sie jedenfalls in Ihrem Testprotokoll, wo Sie die Ware gekauft haben.
Ein weiterer Punkt ist noch zu beachten:
Frauen reagieren kurz vor und während der *Menstruation* meist empfindlicher als sonst; die Testergebnisse sind oft unsicher. Sie sollten deshalb die Testdiät möglichst nicht während dieser Zeit durchführen.

Das Ergebnis der Testdiät

Am Ende der aufregenden und strapaziösen Woche der Testdiät ist es Zeit, Bilanz zu ziehen:

- Welche Nahrungsmittel haben starke, welche leichte (oder zweifelhafte), welche gar keine Reaktionen ausgelöst?
- Haben Sie Ähnlichkeiten zwischen den Testreaktionen und Ihren früheren Alltagsbeschwerden feststellen können?

Es dürfte schwierig sein, unter Tausenden von Leuten zwei zu finden, die genau die gleichen Testergebnisse haben. Das liegt im Wesen der Allergie begründet.

Doch bei genauem Zusehen zeigt sich bei den meisten ein bestimmtes Muster, was die unverträglichen Nahrungsmittel betrifft. Wenn Sie mit bestimmten Symptomen auf Weizen, Hafer und Roggen reagiert haben, nicht aber auf Buchweizen und Reis, deutet dies auf eine Gluten-Unverträglichkeit (Zöliakie, s. S. 13) hin. Gluten ist ein natürlicher Inhaltsstoff, den bestimmte Mitglieder der Getreidefamilie enthalten.

Wer auf Kartoffeln, Tomaten und Paprika reagiert hat, ist aller Wahrscheinlichkeit nach allergisch gegen die Familie der Nachtschattengewächse.

Eine weitere Kombinationsmöglichkeit ist: Huhn und Hühnerei oder, in der vegetarischen Ausgabe der Testdiät: Soja, Kichererbsen und Bohnen oder Linsen (alle zur Familie der Schmetterlingsblütler/Hülsenfrüchte gehörend). Pflanzen und Tiere werden in der Biologie in

Familien eingeteilt, deren Mitglieder nicht nur in anatomischen Merkmalen, sondern auch in ihren natürlichen Inhaltsstoffen (z. B. arteigenen Proteinen) nahe verwandt sind. Auf diese sehr ähnlichen Moleküle von Allergenen reagiert unser Immunsystem oft, ohne einen Unterschied zu machen. Für jemanden, der zu Allergien neigt, kann das bedauerliche Folgen haben: Nicht nur ein unverträgliches Nahrungsmittel muß gemieden werden, sondern manchmal auch alle anderen, die zur gleichen Familie gehören. Wenn man zu Allergien neigt, kann man jederzeit neue entwickeln: gegenüber Nahrungsmitteln einfach dadurch, daß man sie täglich ißt. Genau das soll die Rotations-Diät verhindern. Doch wegen des ähnlichen chemischen Aufbaus innerhalb einer Nahrungsmittelfamilie sollte man auch nahe verwandte Nahrungsmittel nicht an aufeinanderfolgenden Tagen auf dem Speisezettel haben. Sonst läuft im Immunsystem der Allergie-Mechanismus an. Wenn man am Montag Tomaten, am Dienstag Kartoffeln und am Mittwoch Auberginen ißt, dann ist das keine Rotation. In der Regel genügt es, wenn zwischen Mitgliedern der gleichen Familie ein Tag Pause ist, wie z. B. zwischen den Getreidearten in der Testdiät (s. S. 80 f.). Sehr empfindliche Allergiker müssen unter Umständen drei Tage oder länger Pause einhalten.

Was sagt Ihr Testergebnis über Ihre Neigung zu Allergien aus?

Wenn Sie während der ganzen Testwoche nur auf wenige Nahrungsmittel (drei bis fünf) stärker reagiert haben, noch dazu, wenn mehrere dieser Nahrungsmittel zur selben Familie gehören (z. B. Kartoffeln, Tomaten, Paprika oder Auberginen; oder Weizen, Hafer, Roggen), dann ist Ihr Immunsystem vergleichsweise »konservativ« und die Neigung zur Entwicklung neuer Allergien voraussichtlich gering. Häufig genügt es, die unverträglichen Nahrungsmittel in Zukunft wegzulassen und allgemein für größtmögliche Abwechslung auf dem Speisezettel zu sorgen, ohne daß eine strenge Rotations-Diät befolgt werden muß (wenn sie auch trotzdem zu empfehlen wäre!).

Wenn Sie auf mindestens die Hälfte aller getesteten Nahrungsmittel stärker reagiert haben, nämlich so, daß Sie sich jedesmal mindestens eine Stunde ziemlich mies gefühlt haben oder deutliche Schmerzen hatten, dann ist Ihr Immunsystem »übereifrig« und die Wahrscheinlichkeit groß, daß Sie in Zukunft auf immer mehr Nahrungsmittel allergisch werden. Das bedeutet, daß die Auswahl an für Sie verträglichen Speisen immer geringer wird. Sie sollten weitertesten, um Ersatz für die unverträglichen Nahrungsmittel zu finden (s. S. 149 ff.), und auf jeden Fall eine Rotations-Diät einhalten. Wenn möglich, holen Sie den Rat eines Arztes der Klinischen Ökologie ein (s. S. 224). Dieser kann eine spezielle Desensibilisierung (»Neutralisation«) durchführen, so daß Sie auch mehrere für Sie unverträgliche Nahrungsmittel in Ihre Rotations-Diät einbeziehen können.

Wenn Sie auf (fast) alle Testmahlzeiten hin leichtere oder schwerere Symptome hatten, gilt für Sie das gleiche wie im vorigen Beispiel. Sie sollten eine Neutralisationsbehandlung anstreben und auf jeden Fall ebenfalls weitertesten, um Ersatz für die Nahrungsmittel herauszufinden, die stärkere Symptome ausgelöst haben. Nahrungsmittel, die nur schwache Reaktionen verursachten, können Sie in Ihre Rotations-Diät einbauen, am besten mit möglichst langen Zwischenräumen (7-Tage-Rotations-Diät für sehr empfindliche Patienten). So vermeiden Sie, daß sich die negativen Auswirkungen eines einzelnen allergenen

Nahrungsmittels zusammendrängen und anhäufen. Bei konsequent durchgeführter Rotation werden Sie schon nach wenigen Wochen finden, daß Sie manches besser vertragen als vorher. Sie haben eine gewisse Toleranz dagegen entwickelt. Wenn sich Ihr Immunsystem nicht täglich, sondern nur in längeren Zeitabständen mit einem »Unruhestifter« unter den Nahrungsmitteln zu befassen hat, beruhigt es sich mit der Zeit und streicht ihn sozusagen aus der »Fahndungsliste«. Nur: wenn Sie sich voller Freude darüber verleiten lassen, das betreffende Nahrungsmittel wieder häufiger zu essen, werden Sie merken, daß es mit der Toleranz bald wieder aus ist! Innerhalb weniger Tage kann sich von neuem eine maskierte Allergie entwickeln. Wer zu allergischen Reaktionen neigt, braucht leider eine ganze Menge Geduld und Selbstdisiziplin! Wenn Sie diese aufbringen, werden Sie erleben, daß sich Ihr Befinden langsam, aber stetig bessert und ganz allgemein Ihre Toleranz gegenüber störenden Umweltfaktoren zunimmt.

Ein Lehrbuchbeispiel hierfür ist Dr. William Rea aus Dallas, heute einer der bekanntesten und aktivsten Ärzte der Klinischen Ökologie in den USA. Als ich ihn 1979 zum erstenmal auf einem Ärztekongreß in London traf, sah er aus, als hätte er eine schwere Krankheit überstanden. Seine Stimme war selbst am Mikrophon kaum zu verstehen. Einige Jahre vorher hatte er seine Karriere als Herz- und Gefäßchirurg aufgeben müssen, da er überempfindlich gegen die Narkosegase und die Abdämpfe der Herz-Lungenmaschine geworden war und während einer Operation bewußtlos wurde. Er erfuhr von der Klinischen Ökologe und ließ sich auf Chemikalienempfindlichkeit und Nahrungsmittel-Allergien testen. Auf fast alle Nahrungsmittel zeigte er Reaktionen. Heute, nach Jahren konsequenter Rotations-Diät, Neutralisationsbehandlung und striktem Ausschluß von Umweltchemikalien, ist er aktiver und widerstandsfähiger als die meisten »gesunden« Zeitgenossen. Seit einigen Jahren leitet er ein großes Krankenhaus für umweltbedingte Erkrankungen, mit einem Arbeitstag von 18 Stunden. Bemerkenswert ist sein Speiseplan: Um nicht von Reaktionen auf Nahrungsmittel bei der Arbeit irritiert zu werden, trinkt er den ganzen Tag nur Quellwasser und ißt nur einmal, am Abend (und zwar nur Produkte aus pestizidfreier Landwirtschaft). Im September 1985 sprach er auf einem Kongreß für Ärzte und Patienten in Deutschland, sprühend von Energie und geistiger Präsenz. Eines seiner Gesundheitsrezepte verriet er mir: »Essen Sie nur, wenn Sie wirklich hungrig sind!«

Aus dem Ergebnis Ihrer Testdiät kann man noch andere Hinweise entnehmen

Wenn Sie auf die *Getreide* Weizen, Hafer und Roggen unter anderem mit Verdauungsstörungen (Völlegefühl, Bauchschmerzen, Durchfall oder lehmfarbenem, fettigem Stuhl am nächsten oder übernächsten Tag) reagiert haben, liegt der Verdacht auf *Zöliakie* (Gluten-Unverträglichkeit, s. S. 13) nahe. Häufig ist gleichzeitig Milch unverträglich. Der Facharzt kann durch eine Biopsie der Dünndarmschleimhaut eine eindeutige Diagnose stellen, aber nur solange Sie regelmäßig diese Getreide essen. Wenn Sie sie einige Wochen oder Monate weggelassen haben, sind die zerstörten Dünndarmzotten wieder regeneriert, und der Befund der Biopsie ist negativ. Leider kann man bei Zöliakie nicht desensibilisieren oder neutralisieren. Auch eine Rotations-Diät führt nicht zu Toleranz. Nur lebenslanges Meiden der glutenhaltigen Getreide (Ersatz durch glutenfreie Stärketräger)

kann das Wohlbefinden erhalten. Das bedeutet eine
große Umstellung im täglichen Speisezettel. Da der
Dünndarm geschädigt ist, treten bei Zöliakie meist noch
andere Unverträglichkeiten auf, die sich aber bei strikter
glutenfreier Diät, am besten in Form einer Rotations-
Diät, zurückbilden können. Über glutenfreie Diät werden Sie im Reformhaus oder von der Deutschen Zöliakie-Gesellschaft (Adresse s. S. 224) beraten.
Eine andere Kombination von Reaktionen, nämlich die
auf *Hefe, Zucker, Essig,* süße Früchte (z. B. Trauben),
stärkehaltige Nahrungsmittel kann bedeuten, daß Ihr
Hauptproblem im unkontrollierten Wachstum eines Hefepilzes namens *Candida albicans* (»Soor«) in Ihrem Verdauungstrakt und anderen inneren Organen besteht. Be-
stärkt wird der Verdacht, wenn Sie unter hartnäckigem
Fußpilz, Nagelpilzen, Hautpilzen, gelegentlichen Aus-
brüchen von Mundsoor leiden, oft verbunden mit Juckreiz und Entzündungen in der After- und Genitalgegend
und, bei Frauen, mit Vaginalausfluß. Diese Störung wird
meist ausgelöst durch Einnahme von Breitband-Antibio-
tika (z. B. Tetrazykline) über einen längeren Zeitraum
(üblich bei Behandlung von Akne!), durch Langzeitbehandlung mit Kortisonpräparaten, Immunsuppressiva
(Zytostatika) und Ovulationshemmern (Antibabypille) sowie nach häufigen Schwangerschaften. Die Symptome
einer ausgebreiteten Candidiasis umfassen fast die ganze
unerfreuliche Liste der Allergieerscheinungen, auch im
psychischen Bereich. Die meisten Fälle von chronischem
Sodbrennen sind auf Candida zurückzuführen ebenso
manches hartnäckige Übergewicht. Typisch ist ein ausge-
sprochener Energiemangel. Candida-Kandidaten sind
fast immer süchtig nach Zucker, oft auch nach Alkohol;
sie reagieren häufig überempfindlich auf Schimmelpilze
(Verschlimmerung des Zustandes bei feuchtem Wetter,
in modrigen Gebäuden; Unverträglichkeit von Schim-

melkäse). Der Hefepilz Candida gibt Toxine (Giftstoffe) ab, die das Immunsystem schwächen und aus dem Gleichgewicht bringen. Die Folgen sind Überempfindlichkeitsreaktionen gegen Nahrungsmittel und Chemikalien, die oft völlig verschwinden, wenn das übermäßige Wachstum des Hefepilzes wieder unter Kontrolle gebracht wird. Das ist möglich durch eine Kombination von Diät, Medikamenten und Desensibilisierung gegen Hefe und Schimmelpilze. Die beiden letzteren Maßnahmen sind Sache des Arztes. Die Diät hat zum Ziel, den Hefepilz Candida, der wie Bäckerhefe von Zucker und Stärke lebt, ganz einfach »auszuhungern«, durch kohlenhydratarme Kost. Leider liebt Candida auch süßes Obst und Trockenfrüchte; auch diese müssen weitgehend weggelassen werden, ebenso alles, was mit Hefe zubereitet wird: Brot, Bier, Wein und alle anderen Alkoholika, Essig, Nährhefepräparate, Kefir (der Kefirpilz ist eine Candida-Art!); außerdem alle Käsesorten, Speisepilze und fertig gekaufte Säfte von Zitrusfrüchten (frisch gepreßte sind verträglich! Flaschensäfte enthalten Hefe). Von einigen Klinischen Ökologen wird empfohlen, kaltgepreßtes Olivenöl (bis zu 3 Eßlöffel pro Tag) einzunehmen, da Candida die Ölsäure gar nicht mag. Präparate mit Lactobazillus acidophilus helfen die Darmflora wieder ins Gleichgewicht zu bringen. Die Antibabypille sollte in diesem Fall nicht mehr genommen werden. Auch Kortisonpräparate und Antibiotika dürfen nur auf Anweisung des Arztes genommen werden, falls sie absolut lebensnotwendig sind. Der kritiklose Gebrauch von Antibiotika, nicht nur in der Humanmedizin, sondern vor allem auch in der Landwirtschaft, ist wohl eine der Hauptursachen für die heutige weite Verbreitung von Candida-Mykosen. Eine Rotations-Diät ist bei Candida-Infektionen zumindest so lange zu empfehlen, bis der Hefepilz »besiegt« und die Darmflora regeneriert ist. Das kann selbst bei intensiver Behandlung mehrere Wochen bis Monate dauern, je nach Schwere der Erkrankung.

Wenn Kuhmilch für Sie unverträglich ist, sollten Sie trotzdem verschiedene Milchprodukte testen. Möglicherweise vertragen Sie gesäuerte Milchprodukte (Joghurt, Dickmilch, Quark) besser als ungesäuerte, vor allem, wenn Hefe und Essig sich als verträglich erwiesen haben.

Hartkäse sollten Sie extra testen, auch wenn Sie Frischmilch vertragen! Durch die bakterielle Gärung bei der Käsereifung entstehen Substanzen, die verschiedene allergische und andere Unverträglichkeitsreaktionen auslösen können. Wenn Sie Frischmilch und andere Milchprodukte nicht vertragen, testen Sie Butter extra! Etwa 60 Prozent der Milchallergiker können Butter (und Butterschmalz) ohne Beschwerden essen.

Testen Sie außerdem Ziegenmilch und Ziegenkäse sowie Schafmilch und Schafkäse, z. B. *Feta* — griechischer oder bulgarischer Schafkäse; unter den Schimmelkäsen ist echter *Roquefort* ein reiner Schafkäse, unter den Hartkäsen der italienische *Pecorino.*

Ihre individuelle Rotations-Diät

Mit der Testdiät haben Sie herausgefunden, welche von den 28 getesteten Nahrungsmitteln für Sie verträglich sind und welche Ihnen Probleme bereiten. Wenn Sie mehr als die Hälfte nicht vertragen, fragen Sie sich sicher: »Was um Himmels willen kann ich denn noch essen?« Um Ihnen zu zeigen, wie groß die Auswahl für Sie ist und wie abwechslungsreich Sie Ihre Rotations-Diät gestalten können, habe ich Ihnen zwei Listen zusammengestellt.

Liste 1 (S. 95 ff.) enthält die wichtigsten Familien von pflanzlichen und tierischen Nahrungsmitteln. Diese von 1 bis 35 numerierten Familien bestehen jeweils aus mehreren Nahrungsmitteln; Sie müssen also bei der Aufstellung des Rotations-Planes auf diese Verwandtschaftsverhältnisse Rücksicht nehmen (s. auch S. 85 f.).

In Liste 2 (s. S. 98 ff.) sind so ziemlich alle bei uns erhältlichen und gebräuchlichen Nahrungsmittel nach ihren Funktionen im täglichen Speisezettel aufgeschlüsselt. Die Nummer vor einem Namen bezeichnet die Familie aus Liste 1; wenn keine Nummer vor dem Namen steht, hat dieses Nahrungsmittel keine »Familienangehörigen«, auf die man bei der Rotation Rücksicht nehmen muß; Sie können es alle 4 (oder 7) Tage einsetzen. (Ich habe Ihnen die wissenschaftlichen Namen all dieser Familien erspart. Sie sind zu finden in: Randolph/Moss, Allergien: Folgen von Umweltbelastung und Ernährung, Alternative Konzepte Bd. 49.)

Eine *strenge Rotation aller* aufgelisteten *Nahrungsmittel* ist *nur notwendig,* wenn Sie auf die meisten der getesteten Nahrungsmittel stärkere oder schwächere Reaktionen hatten, wenn Ihr Immunsystem also »übereifrig« reagiert und wenn sich diese Reaktionen in allen Gruppen (Stärketräger, Proteinträger, Früchte, Gemüse und Salate) gezeigt haben.

Wenn Sie dagegen z. B. praktisch alle Gemüse und/oder alle Früchte bestens vertragen haben und vielleicht nur Probleme mit Stärke- und Proteinträgern hatten, brauchen Sie sich bei Gemüse und Obst nicht streng an die Rotation zu halten; sorgen Sie nur für größtmögliche Abwechslung!

Die Familien der Nahrungsmittel

Liste 1:

Familien pflanzlicher und tierischer Nahrungsmittel mit zwei und mehr Mitgliedern (bei der Rotation zu berücksichtigen)

Pflanzen

1 *Doldengewächse:* Anis, Dill, Fenchel, Finocchio (Knollenfenchel), Karotten, Kerbel, Koriander, Kreuzkümmel (Cumin), Kümmel, Liebstöckel (Maggikraut), Pastinak, Petersilie, Sellerie (Knollen-S. und Stangen-S.)

2 *Gänsefußgewächse:* Mangold, Melde, Rote Bete, Spinat, Zuckerrübe

3 *Gräser:* Glutenhaltige Getreide: Gerste, Hafer, Roggen, Weizen;
   Glutenfreie Getreide: Hirse, Mais, Reis
   Bambus (Bambussprossen), Zuckerrohr

4 *Heidekrautgewächse:* Heidelbeeren, Moosbeere, Preiselbeere

5 *Ingwergewächse:* Gelbwurzel (Turmeric), Ingwer, Kardamom

6 *Knöterichgewächse:* Buchweizen, Rhabarber

7 *Korbblütler:* Artischocke, Austernpflanze (Haferwurzel), Beifuß, Chicorée, Estragon, Endivie, Färberdistel (Distelöl = Safflower-Öl), Huflattich, Kopfsalat, Löwenzahn, Pflücksalat, Römischer Salat, Schafgarbe, Schnittsalat, Schwarzwurzel, Sonnenblume (Sonnenblumenkerne, Sonnenblumenöl), Topinambur, Wermut, Zichorie

8 *Kreuzblütler:* Blumenkohl, Brokkoli, Brunnenkresse, Chinakohl, Gartenkresse, Grünkohl, Kohlrabi, Kopfkohl (Weißkohl, Rotkohl), Kohlrübe (Steckrübe, Wruke), Mairübe (Weiße Rübe), Meerrettich (Kren), Radieschen, Rettich, Rosenkohl, Senf, Winterkresse, Wirsing

9 *Kürbisgewächse:* Gurke, Kürbis, Melone, Squash (Melonenkürbis), Wassermelone, Zucchini

10 *Liliengewächse:* Knoblauch, Porree (Lauch), Schalotten, Schnittlauch, Spargel, Zwiebeln

11 *Lippenblütler:* Basilikum, Bohnenkraut, Katzenminze, Lavendel, Majoran, Origano (Dost), Pfefferminze, Rosmarin, Salbei, Thymian, Ysop, Zitronenmelisse

12 *Lorbeergewächse:* Avocado, Lorbeer, Zimt

13 *Myrtengewächse:* Eukalyptus, Gewürznelke, Guave, Piment

14 *Nachtschattengewächse:* Aubergine, Baumtomate, Kartoffel, Paprika (Cayennepfeffer, Chili, Gemüsepaprika, Ungarischer Paprika), Tabak, Tomate

15 *Palmen:* Datteln, Kokosnüsse, Palmkohl (Palmenherzen), Palmsago (echter Sago)

16 *Rautengewächse:* »Zitrusfrüchte«: Clementine, Grapefruit, Limone, Mandarine, Orange, Pampelmuse, Tangelo, Zitrone

17 *Rosengewächse:* Kernobst: Apfel, Birne, Mispel, Quitte, Hagebutten; Steinobst: Aprikose, Kirsche, Mandel, Nektarine, Pfirsich, Pflaume; Beerenobst: Brombeere, Erdbeere, Himbeere, Loganbeere, Japanische Weinbeere, Pimpinelle

18 *Schmetterlingsblütler* (Hülsenfrüchte): Bockshornklee (Fenugreek), Bohnen (Buschbohnen, Stangenbohnen, Feuerbohnen, Limabohnen, Mungobohnen), Dicke Bohnen, Erbsen, Erdnuß, Johannisbrot (Carob), Kichererbsen (Garbanzo), Linsen, Luzerne (Alfalfa), Sojabohnen, Süßholz, Tamarinde

19 *Steinbrechgewächse:* Johannisbeere, Stachelbeere

20 *Sumachgewächse:* Cashewnuß, Mango, Pistazie

21 *Hefe, Pilze:* Bäckerhefe, Bierhefe, Weinhefe, Schimmelpilze, Blätter- und Röhrenpilze, Morcheln, Trüffeln

Tiere:

Säugetiere

22 *Rinder:* Rind (und Kalb), Schaf, Ziege

23 *Schweine:* Schwein, Wildschwein

24 *Wild:* Elch, Hirsch, Reh, Rentier

25 *Hasenartige: Hase, Kaninchen*

Vögel

26 *Entenvögel:* Ente, Gans

27 *Hühnervögel:* Huhn (und Ei), Fasan, Rebhuhn

Fische

Seefische:

28 *Dorsche:* Aalquappe, Dorsch, Kabeljau, Köhler, Schellfisch

29 *Heringe:* Alse, Hering, Sardine

30 *Makrelen:* Bonito, Makrele, Thunfisch

31 *Plattfische:* Flunder, Heilbutt, Scholle, Seezunge, Steinbutt

Süßwasserfische:

32 *Lachsartige:* Äsche, Forelle (Bachforelle, Regenbogenforelle), Huchen, Lachs, Maräne, Renke, Saibling (»Lachsforelle«)

33 *Weißfische:* Brachsen, Döbel, Flußbarbe, Karausche, Karpfen, Schleie

Weichtiere

34 *Muscheln:* Auster, Herzmuschel, Jakobsmuschel, Miesmuschel

35 *Schnecken:* Abalone, Weinbergschnecke

36 *Tintenfisch:* Tintenfisch (Oktopus)

Krebse

37 *Krebse:* Flußkrebs, Hummer, Krabbe, Languste, Shrimps

Liste 2:

Nahrungsmittel, nach Inhaltsstoffen und Funktionen geordnet.

(Bei der Aufstellung des Rotationsplanes sollten Nahrungsmittel mit der gleichen Nummer nicht an aufeinanderfolgenden Tagen eingesetzt werden!)

Proteinträger

Fleisch:

22 Rindfleisch, Liebig's Fleischextrakt, Gelatine

22 Kalbfleisch
22 Lamm (Ziege)
22 Lamm (Schaf)
22 Hammelfleisch
23 Schweinefleisch
23 Wildschwein
24 Hirsch
24 Reh
25 Hase
25 Kaninchen, »Stallhase« Pferdefleisch

Geflügel:

26 Ente
26 Gans
27 Huhn, Eier
27 Fasan
27 Rebhuhn
   Truthahn
   Taube

Fisch:

28 Dorsch
28 Kabeljau
28 Köhler (Seelachs)
28 Schellfisch
29 Hering
29 Sardine
30 Makrele
30 Thunfisch
31 Flunder
31 Heilbutt
31 Scholle
31 Seezunge
31 Steinbutt
32 Forelle
32 Lachs
32 Renke

32 Saibling
33 Karpfen
33 Schleie
Aal
Hecht
Wels
Zander
Goldbarsch, Rot-
barsch
Kaviar
Sardelle

Muscheln und Krebse:

34 Austern
34 Herzmuscheln
34 Jakobsmuscheln
34 Miesmuscheln
35 Abalone
35 Weinbergschnecken
Tintenfisch (Oktopus)
36 Flußkrebse
36 Hummer
36 Krabben
36 Langusten
36 Shrimps

Milch und Milchprodukte:

22 Kuhmilch
22 Dickmilch, Joghurt,
Sauermilch, Kefir
22 Quark, Frischkäse
22 Schimmelkäse
(Camembert, Brie
usw.)

22 Hartkäse (Emmentaler,
Edamer, Tilsiter usw.)
22 Ziegenmilch, Ziegen-
käse
22 Schafkäse (Feta,
Roquefort, Pecorino
usw.)

Hülsenfrüchte:

18 Bohnen aller Art
18 Kichererbsen (Gar-
banzos
18 Linsen
18 Soja (Sojamilch, Voll-
sojamehl, Sojaquark =
Tofu, Sojafleisch)

Nüsse und Samen:

Cashewkerne
18 Erdnüsse, Erdnuß-
butter
Haselnüsse
17 Mandeln
Leinsamen
Paranüsse
Sesamsamen, Go-
masiu, Tahini
7 Sonnenblumenkerne
Walnüsse

Andere:

21 Hefe, Nährhefe

Stärketräger

3G Gerste
3G Hafer
3G Weizen
3G Roggen ⎫ und Produkte: Mehl, Schrot, Grieß, Flocken, Teigwaren, Brot, Knäckebrot usw.
3 Hirse
3 Mais (Maismehl und Maisgrieß, Kukuruz, Polenta)
3 Reis und Wildreis
6 Buchweizen (»Heidenkorn«)
14 Kartoffeln

»Exotische« Stärketräger:

Amaranth (»Inkaweizen«, u. U. in Bioläden erhältlich)

Maronen (Eßkastanien; Kastanienmehl der Fa. Hammermühle in Reformhäusern)

Mehlbananen (u. U. in Ostasienläden)

Pfeilwurzelmehl (Arrowroot; feine Speisestärke, Dickungsmittel für Saucen, risikoarme Diät bei Unverträglichkeit anderer Stärketräger)

Sago (echter Palmsago, u. U. in Ostasienläden oder Reformhaus)

Süßkartoffeln (Bataten; u. U. in Gemüseläden oder Ostasienläden)

Tapioka (Perlsago; auch als Maniok- oder Cassavamehl in Ostasienläden)

Yamswurzeln (Igname, Brotwurzel; u. U. in Ostasienläden; wie Kartoffeln zu verwenden)

Stärkeähnliche Inhaltsstoffe:

11 Stachys-Knollen (»Japanische Kartoffel«, Crosnes; gelegentlich in Gemüseläden; Knollen zum Selbstanbau gelegentlich in Gartenkatalogen angeboten)

7 Topinambur (Knollen, wie Kartoffeln zu verwenden; für Diabetiker empfohlen, da das stärkeähnliche Inulin nicht zu Glukose abgebaut wird)

Dickungsmittel (Ersatz für Kleber in glutenfreiem Gebäck):
18 Guarmehl
Johannisbrotkernmehl

Stärkeähnliche Dickungsmittel für Puddings usw.:
Agar-Agar und Carrageen (beide aus Meeresalgen gewonnen)

Stärkereich sind auch:
18 Hülsenfrüchte (Bohnen usw.; Chinesische Glasnudeln aus Bohnenstärke, in Kaufhäusern und Ostasiengeschäften erhältlich)

Süßungsmittel

2 Rübenzucker (Weißzucker, Raffinade, Haushaltszucker; brauner Farinzucker)
2 Rübensirup
3 Rohrzucker (meist als »Roh-Rohrzucker« im Reformhaus erhältlich)
3 Rohrzucker-Melasse; »Ursüße« (Granulat aus Zuckerrohrsaft; im Reformhaus erhältlich)
Ahornsirup (Maple-Syrup aus Kanada; achten Sie auf die Deklaration: »Ohne Zusatz von Formaldehyd«!)
Dattelsirup (in Reformhaus oder Bioladen)
Fruchtzucker (Fruktose; wird z.T. aus Rohr- oder Rübenzucker hergestellt; meist verträglich, aber ein Test schadet nicht!)
Honig (natürliche Mischung aus Trauben- und Fruchtzucker; Allergien können vorkommen, u.U. auf die Pflanzenart, von der der Honig stammt, da Honig Pollen enthält)
Synthetische Süßstoffe können bei starker Chemikalienempfindlichkeit unverträglich sein; wenn Sie nicht darauf verzichten wollen, testen Sie die verschiede-

nen erhältlichen Sorten und wechseln unter ihnen ab!

Obst

	Acerolakirsche (hoher	16	Limone
	Vitamin-C-Gehalt)		Litschi
	Ananas	16	Mandarine
17	Apfel	20	Mango
17	Aprikose	9	Melone
	Banane	4	Moosbeere
17	Birne	17	Nektarine
17	Brombeere	16	Orange
15	Dattel	16	Pampelmuse
17	Erdbeere		Papaya
	Feige		Passionsfrucht
	Granatapfel	17	Pfirsich
16	Grapefruit	17	Pflaume
13	Guave	4	Preiselbeere
17	Hagebutte	17	Quitte
4	Heidelbeere	6	Rhabarber
17	Himbeere		Sanddorn
	Holunderbeere	19	Stachelbeere
19	Johannisbeere (weiß,		Traube (Weintraube,
	rot und schwarz)		Rosinen)
	Kakifrucht	9	Wassermelone
	Kaktusfeige	16	Zitrone
17	Kirsche	17	Zwetschge
	Kiwi		

Trockenfrüchte: Familienzugehörigkeit siehe Obst! Trockenfrüchte werden durch verschiedene Behandlungsmethoden (Begasung, Schwefelung, Glasierung mit Zuckerlösung usw., aber auch Schimmelpilzbefall) für manche Allergiker unverträglich. Am besten jede Sorte testen!

Nüsse und Samen

20 Cashewnuß
18 Erdnuß
   Haselnuß
15 Kokosnuß
 9 Kürbiskerne
   Leinsamen
   Lotosnüsse
17 Mandel
   Paranuß
   Pinienkerne
   Sesam (Tahini)
 7 Sonnenblumenkerne
   Walnuß, Pekannuß

Öle und Fette

Pflanzlich:
17 Aprikosenkernöl
 7 Distelöl (Safflower-Öl)
18 Erdnußöl
15 Kokosfett
 9 Kurbiskernöl
   Leinöl
 3 Maiskeimöl
17 Mandelöl
   Olivenöl
15 Palmöl, Palmkernöl (in
   Margarinen)
 7 Sonnenblumenöl
   Traubenkernöl
 3 Weizenkeimöl

Pflanzenöle sind im allgemeinen heißgepreßt oder mit Lösungsmitteln extrahiert, gebleicht und desodoriert, wenn nicht als »kaltgepreßt« und »ungebleicht« deklariert. Margarinen wird oft Molke als Emulgierungsmittel zugesetzt. Achten Sie auf die Deklaration: »Frei von Milchbestandteilen«.

Tierische Fette:

22 Butter, Butterschmalz
26 Entenfett
26 Gänseschmalz
23 Schweineschmalz
22 Rindertalg

Gemüse und Salate

 7 Artischocke
14 Aubergine

 7 Austernpflanze
12 Avocado
 3 Bambussprossen
 2 Bete, Rote
 8 Blumenkohl
18 Bohnen (Grüne)
 8 Brokkoli
 8 Brunnenkresse
 7 Cardy
 7 Chicorée
 8 Chinakohl

18 Dicke Bohnen
7 Endivie
18 Erbsen
  Feldsalat (Rapunzel)
1 Fenchel (Knollen-F.)
2 Gartenmelde
8 Gartenkresse
8 Grünkohl
9 Gurke
  Kapuzinerkresse
1 Karotten
10 Knoblauch
1 Knollensellerie
8 Kohlrabi
8 Kohlrübe
7 Kopfsalat
8 Kresse
9 Kürbis
10 Lauch
8 Löffelkraut
7 Löwenzahn
2 Mangold
2 Melde
  Neuseeländerspinat
15 Palmherzen
14 Paprika (Gemüse-P.)
1 Pastinak
7 Pflücksalat
21 Pilze (alle eßbaren
  Arten)
10 Porree
  Portulak (und Winter-
  portulak)
8 Radieschen
8 Rettich

6 Rhabarber
7 Römischer Salat
8 Rosenkohl
2 Rote Bete
8 Rotkohl
8 Rübe, Weiße
6 Sauerampfer
7 Schnittsalat
7 Schwarzwurzel
1 Sellerie
10 Spargel, Grünspargel
2 Spinat
9 Squash (Melonen-
  kürbis, Kürbchen)
1 Stangensellerie
14 Tomate
  Wasserkastanie (Chi-
  nesische W.)
8 Weißkohl
8 Winterkresse
8 Wirsing
8 Wruke
1 Wurzelpetersilie
9 Zucchini
10 Zwiebel

Kräuter, Kräutertees und Gewürze

18 Alfalfa (Luzerne)
1 Anis
11 Basilikum
7 Beifuß
18 Bockshornklee

11 Bohnenkraut	11 Majoran
Borretsch	Muskatblüte (Macis)
Brennessel	Muskatnuß
14 Cayennepfeffer, Chili	11 Origano
1 Cumin	14 Paprika
Curkuma	1 Petersilie
1 Dill	13 Piment
11 Dost	Pfeffer (schwarz und
Eisenkraut	weiß)
7 Estragon	11 Pfefferminze
Feldsalat	17 Pimpinelle
1 Fenchel	11 Rosmarin
18 Fenugreek	Safran
5 Gelbwurzel	11 Salbei
13 Gewürznelke	7 Schafgarbe
7 Huflattich	10 Schalotten
5 Ingwer	10 Schnittlauch
Kapern	8 Senfkörner
5 Kardamom	18 Süßholz
Karkadé (Malventee)	Tang (Iziki, Nori,
11 Katzenminze	Wakame)
1 Kerbel	11 Thymian
10 Knoblauch	Vanille
1 Koriander	Wacholderbeeren
1 Kreuzkümmel	7 Wermut
1 Kümmel	11 Ysop
11 Lavendel	7 Zichorie
1 Liebstöckel	12 Zimt
Lindenblüten	Zinnkraut
7 Löwenzahn	11 Zitronenmelisse
Lorbeer	Zitronenverbene
1 Maggikraut	(Eisenkraut)

Genußmittel

Koffeinhaltige Getränke:
   Kaffee
   Kola (Verwandte: Kakao, Schokolade)
   Matetee
   Schwarzer Tee

Alkoholika:
   Arrak (wenn echt: aus 3 Reis oder 13 Zuckerpalme)
 3 Bier
17 Himbeergeist
17 Kirschwasser
 3 Kornbranntwein, Whisky
 3 Rum (echter Jamaikarum: aus Rohrzucker)
 3 Sake (japanischer Reiswein)
17 Sliwowitz (aus Pflaumen)
   Wein (aus Trauben)
14 Wodka (wenn echt: aus Kartoffeln)

Alle Alkoholika enthalten 21 Hefe!

Der Rotationsplan

Er ist nach folgendem Schema aufgebaut:

Tag	1	2	3	4	(5)	(6)	(7)
Proteinträger							
Stärketräger							
Süßungsmittel							
Obst, Säfte							
Nüsse und Samen							
Öle und Fette							
Gemüse und Salate							
Kräuter und Gewürze							
(Genußmittel)							

Die Vier-Tage-Rotation empfiehlt sich während der Testzeit. Sie hat den Vorteil, daß Sie pro Tag eine größere Auswahl an Nahrungsmitteln als normalerweise haben.
Die Sieben-Tage-Rotation ist besser bei hoher Empfindlichkeit; sie hat außerdem den Vorteil, daß Ihr Speisezettel genau eine Woche umfaßt.
Der Sieben-Tage-Rotationsplan kann im allgemeinen als Dauer-Diätplan dann aufgestellt werden, wenn man genügend »verträgliche« Nahrungsmittel gefunden hat.
Der Rotationsplan enthält mehr Gruppen von Nahrungsmitteln als die Testdiät, weil Süßungsmittel, Nüsse und Samen, Öle und Fette, Kräuter und Gewürze dazukommen. Bei den meisten dieser Gruppen wissen Sie je-

doch noch nicht, ob sie für Sie verträglich sind, und müssen sie erst testen.

So reagieren viele Menschen auf *Kräuter und Gewürze* allergisch. Meist besteht gleichzeitig starke Überempfindlichkeit gegen Parfüms, ätherische Öle und Gerüche aller Art. Sie können Gewürze oder Kräuter testen, indem Sie sie in einer Mahlzeit mit einem bereits als verträglich getesteten Nahrungsmittel kombinieren, z. B. ein Rinder- oder Schweinesteak mit grünen oder frisch gemahlenem Pfeffer, oder Salat mit Zwiebel oder Knoblauch oder Petersilie. Getrocknete Gewürze und Kräuter (auch Kräutertees) sollten bei Schimmelpilz-Empfindlichkeit gemieden werden!

Auch die verschiedenen *Nüsse und Samen* sind für Allergiker nicht ganz harmlos. Auf jeden Fall sollten Sie jede Sorte einzeln probieren (z. B. in Form einer Nuß- oder Mandelmilch, s. Rezepte S. 170).

Bei der Gruppe *Öle und Fette* ist zu beachten, daß bei hoher Empfindlichkeit gegen Getreide auch die entsprechenden Getreidekeimöle (Weizenkeimöl, Maiskeimöl) meist unverträglich sind. Ansonsten sind Öle und Fette die Nahrungsmittel mit der geringsten allergenen Potenz. Die *Süßungsmittel* müssen Sie ebenfalls erst testen; alle, selbst die »gesündesten« und verträglichsten, sollten Sie grundsätzlich sparsam verwenden!

Auf *Genußmittel* brauchen Sie nicht völlig zu verzichten (wenn es auch besser wäre!), vorausgesetzt, daß Sie sie vertragen und daß Sie sich bewußt sind, daß Sie mit Koffein und Alkohol Drogen mit eingebautem Suchtmechanismus zu sich nehmen. Das Rauchen sollten Sie auf jeden Fall bleiben lassen! *Koffeinhaltige Getränke* sind Kaffee, Schwarzer Tee, Matetee. Wenn Sie das Koffein als Anregungsmittel schon nicht ganz lassen können, wechseln Sie wenigstens zwischen den dreien ab und trinken Sie nie mehr als jeweils eine Tasse pro Tag! Testen Sie erst, ob Sie nicht allergisch auf eines dieser Getränke reagieren. Bei Hypoglykämie sollten Sie auf Koffein ganz verzichten, da es den Blutzucker erhöht und damit die Ausschüttung von Insulin anregt.

Alkoholika sind zu meiden, wenn Sie Hefe nicht vertragen (zum Beispiel bei Candida-Infektion; es gibt aber auch davon unabhängige Allergien gegen Hefe). Auch bei Hypoglykämie ist Alkohol zu meiden, da auch dieser den Blutzucker erhöht (s. Koffein).

Zum Problem des *Alkoholismus* hat Dr. Randolph grundlegende Beobachtungen gemacht. Er fand, daß der Alkoholiker nicht eigentlich auf den Alkohol, sondern auf das Nahrungsmittel süchtig (und zugleich allergisch) ist, aus dem das Getränk hergestellt ist. Bei Whiskytrinkern in den USA fand Randolph regelmäßig Allergie gegen Mais, bei Biertrinkern gegen Gerste und andere Getreide. Solange das betreffende Nahrungsmittel nicht aus der Ernährung ausgeschlossen wird, bleibt das Verlangen des Trinkers nach »seinem Stoff« bestehen. Alkoholsucht ist demnach also eine Form der maskierten Allergie, in ihrer dramatischsten Ausprägung. Durch diese Erkenntnis ist es möglich, selbst schwere Alkoholiker durch Ausschluß allergener Nahrungsmittel zu kurieren. Sie brauchen nach dieser Theorie sogar in Zukunft nicht unbedingt auf Alkohol zu verzichten, wenn Sie auf ein Getränk umsteigen, gegen das Sie nicht allergisch sind (z. B. von Whisky auf Weinbrand, wenn Trauben und Hefe verträglich sind). Die Schwierigkeit besteht nur darin, daß viele hochprozentige Alkoholika nicht rein, sondern verschnitten sind. Wodka war ursprünglich ein reiner Kartoffel-Spiritus; die in Deutschland erhältlichen Marken bestehen meist aus Kornbranntwein. Also: Wenn Sie nicht dramatisch allergisch gegen Hefe sind und Trauben vertragen, genießen Sie ruhig ab und zu ein gutes Glas Wein (mit möglichst wenig Chemie) oder einen echten

Cognac (im Rahmen der Rotations-Diät, versteht sich!). Auch reine Obstwässerchen wie Himbeergeist und Sliwowitz sind für manche vergleichsweise gut verträglich. Abstand halten sollten Sie von allen süßen Likören, Cocktails und ähnlichen undefinierbaren Mischungen aus vielen potentiellen Allergenen.

Nun zum *Rauchen:* Wenn Sie vor der Testdiät gewohnheitsmäßig und viel geraucht und es (hoffentlich) inzwischen unterlassen haben, können Sie Ihre Allergie gegen Tabak testen. Dr. Mackarness macht in seinem Buch »Allergie gegen Nahrungsmittel und Chemikalien — körperliche und seelische Störungen« folgenden ziemlich brutalen, aber wirksamen Vorschlag:

»Starke Raucher können ihre Tabakallergie testen, indem sie fünf Tage nicht rauchen und dann einen Freund veranlassen, mit Hilfe eines Strohhalms Zigarettenrauch mehrmals in etwas Wasser einzublasen, bis die Lösung sich braun färbt. Ein Tropfen dieser Lösung unter die Zunge kann so verheerende Wirkungen auslösen, daß der Süchtige niemals wieder rauchen will.« Eine quasi homöopathische Verdünnung dieser Lösung verwendet Dr. Mackarness therapeutisch, um bei starken Rauchern das süchtige Verlangen nach der Zigarette zu beruhigen. Einige Klinische Ökologen sind der Meinung, daß das Verlangen nach Tabak geschürt und unterstützt wird durch den Verzehr der Nachtschattengewächse, der »Familienmitglieder« des Tabaks, nämlich Kartoffeln, Tomaten, Paprika usw. Sie haben bei vielen Rauchern eine Allergie gegen diese Nahrungsmittel gefunden und raten ihren stark rauchenden Patienten, auf diese Pflanzen zu verzichten.

Beim Aufstellen des Rotationsplanes gilt das Prinzip:

a) Nahrungsmittel gleicher Nummer (gleicher Familie) nicht an aufeinanderfolgenden Tagen einsetzen;

b) ein bestimmtes Nahrungsmittel höchstens einmal alle vier Tage einsetzen;
c) mehrere Nahrungsmittel der gleichen Nummer (gleichen Familie) können am gleichen Tag eingesetzt werden (z. B. Kartoffeln, Tomaten, Paprika);
d) Nahrungsmittel ohne Nummer haben keine »Verwandten« im Speisezettel, sie können innerhalb des Rotationsplanes beliebig verschoben werden, wenn b) beachtet wird.

Das ist alles. Alle anderen Kombinationen stehen Ihnen frei. Das ergibt eine theoretisch sehr große Zahl von Möglichkeiten, denn die Proteinträger sind z. B. nicht mit Obst und nur mit wenigen Gemüsen verwandt, desgleichen die Stärketräger, wie Ihnen der Vergleich der Nummern zeigt. Sie können die Gruppen deshalb weitgehend nach Ihren kulinarischen Vorstellungen kombinieren. Wenn Sie zu Schweinebraten am liebsten Sauerkraut haben: bitte sehr! Sie müssen dann nur die Verwandten der beiden Nahrungsmittel nach dem Rotationsprinzip plazieren. Das kann sich zu einer reizvollen Denksportaufgabe auswachsen, wenn Sie für jeden Tag der Woche sehr bestimmte Vorstellungen von Ihrem Speisezettel haben! Bei allem Ernst in der Sache: Machen Sie ein Spiel daraus!
Der folgende 4-Tage-Rotationsplan ist nur ein Vorschlag unter vielen anderen Möglichkeiten, über zweihundert Nahrungsmittel nach den Rotationsregeln zu kombinieren.

4-Tage-Rotationsplan

Tag	1	2	3	4
Protein-träger	22 Lamm, Hammel	27 Huhn	22 Rind, Gelatine	Truthahn
	23 Schwein	27 Fasan	22 Kalb	Taube
	23 Wildschwein	27 Rebhuhn	24 Reh	Pferd
	25 Hase	26 Gans	24 Hirsch	
	25 Kaninchen	26 Ente		
	30 Makrele	32 Lachs	31 Scholle	28 Kabeljau
	30 Thunfisch	32 Renke	31 Seezunge	28 Seelachs
	Aal	33 Karpfen	31 Heilbutt	28 Schellfisch
			Goldbarsch	29 Hering
				29 Sardine
				32 Forelle
	22 Schafkäse	37 Krabben, Shrimps	22 Kuhmilch	34 Muscheln (versch.)
	22 Ziegenmilch	27 Eier	22 Quark, Joghurt	37 Krebse
	22 Ziegenkäse		22, 21 Schimmel-käse	Tintenfisch
			22 Hartkäse	
	18 Bohnen (versch.)		18 Linsen	
	18 Sojabohnen, Tofu		18 Kichererbsen	
	18 Sojamilch, Soja-sauce		21 Hefe, Nährhefe	

Tag	1	2	3	4
Stärke-träger	3G Weizen 3G Dinkel, Grünkern 3G Gerste (Graupen) 3 Hirse 3 Mais	6 Buchweizen 18 Bohnenstärke (Chin. Glasnudeln) Makronen (Kasta- nienmehl) Amaranth	3G Hafer 3G Roggen 3 Reis 7 Topinambur Perlsago (Tapioka)	14 Kartoffeln Süßkartoffeln (Bataten) Mehlbananen Pfeilwurzelmehl Karob
Süßungs-mittel	2 Rübenzucker 2 Rübensirup Ahornsirup	Fruchtzucker Honig	3 Rohrzucker 3 Rohrzucker- Melasse 3 »Ursüße«	15 Dattelsirup (Dattelpüree) Feigensirup (Feigenpüree)
Obst, Säfte	4 Heidelbeere 17 Apfel 17 Aprikose 17 Nektarine 17 Pflaume 17 Brombeere 17 Himbeere Ananas	9 Melone 16 Orange 16 Grapefruit 16 Limone 19 Johannisbeere Kiwi Banane Papaya Passionsfrucht	17 Birne 17 Kirsche, Sauerk. 17 Pfirsich 17 Zwetschge 17 Erdbeere 4 Preiselbeere 4 Moosbeere 20 Mango Sanddorn	9 Wassermelone 15 Dattel 16 Mandarine 16 Zitrone 19 Stachelbeere Feige Weintraube, Rosinen (21 Wein, Essig)

Tag	1	2	3	4
Nüsse und Samen	Haselnuß Walnuß 20 Pistazien	17 Mandel 18 Erdnuß Sesam, Tahini	7 Sonnenblumen- kerne 9 Kürbiskerne 20 Cashewnuß	15 Kokosnuß Pinienkerne Leinsamen
Öle und Fette	7 Distelöl 3G Weizenkeimöl 23 Schweineschmalz	17 Mandelöl 18 Erdnußöl Sesamöl	3 Maiskeimöl 7 Sonnenblumenöl 9 Kürbiskernöl 22 Butter, Butter- schmalz	15 Kokosfett Olivenöl Leinöl

Gemüse und Salate	7 Schwarzwurzel
	7 Endivie
	7 Pflücksalat
	7 Röhmischer Salat
	8 Blumenkohl
	8 Grünkohl
	8 Weißkohl (Sauer-
	  kraut
	8 Rettich
	8 Radieschen
	9 Gurke
	9 Squash
	8 Senfkeimlinge
		1 Karotten
		1 Pastinak
		1 Sellerie
		2 Spinat
		10 Porree (Lauch)
		10 Spargel
		14 Aubergine
		18 Grüne Bohnen
		18 Grüne Erbsen
		21 Pilze (versch.)
		Feldsalat
		  (Rapunzel)
		18 Sojakeimlinge
			7 Chicorée
			7 Kopfsalat
			7 Radicchiosalat
			8 Brokkoli
			8 Chinakohl
			8 Kohlrabi
			8 Rotkraut
			8 Weiße Rübe
			8 Rosenkohl
			8 Wirsing
			9 Zucchini
			9 Kürbis
			8 Kresse
				1 Knollenfenchel
				1 Stangensellerie
				2 Rote Bete
				2 Mangold
				10 Zwiebeln
				10 Schalotten
				12 Avocado
				14 Tomate
				14 Gemüsepaprika
				18 Dicke Bohnen
				Oliven
				Tang (Iziki usw.)
				18 Alfalfa-Keimlinge

Tag	1	2	3	4
Kräuter und Gewürze	7 Beifuß 11 Basilikum 11 Rosmarin 11 Bohnenkraut 13 Gewürzgurke 17 Pimpinelle Borretsch Wacholder- beeren	1 Dill 1 Kerbel 1 Kümmel 5 Gelbwurzel 5 Cardamom 5 Ingwer 10 Schnittlauch 12 Zimt 14 Chilischoten (Cayennepfeffer) Vanille	7 Estragon 8 Meerrettich 11 Majoran 11 Origano 13 Piment Kapern Muskatnuß, -blüte Pfeffer (grün, schwarz, weiß)	1 Anis 1 Petersilie 1 Koriander 10 Knoblauch 12 Lorbeer 14 Paprika (edelsüß)
Kräuter-tees	11 Zitronenmelisse 11 Salbei 17 Brombeerblätter	1 Fencheltee Karkadé (Malven- tee)	11 Lavendel 11 Pfefferminze	Brennesseltee Eisenkraut (Zitronenverbene)
(Genuß-mittel)	Diese Gruppe überlasse ich Ihnen als Hausaufgabe, wenn Sie unbedingt Wert darauf legen!			

Sie können darin

1. alle Nahrungsmittel *ohne Nummer* innerhalb der vier Tage verschieben, vorausgesetzt, daß Sie sie nur *einmal* innerhalb der vier Tage einsetzen (s. o. Rotationsprinzip, Regel b);

2. innerhalb einer Familie (der gleichen Nummer), die im allgemeinen entweder auf die ungeraden oder die geraden Tage fällt, einzelne Nahrungsmittel von einem »erlaubten« Tag auf den andern verschieben.

3. Sie können jeweils eine ganze Familie herausnehmen (alle Nahrungsmittel gleicher Nummer) und anderswo einsetzen (z. B. um einen Tag verschoben), wenn Ihnen das besser in den Speisezettel paßt, vorausgesetzt, Sie beachten das Rotationsprinzip.

In der senkrechten Reihe liegen die Kombinationen für einen Tag in Ihrem Belieben.

Wenn Denksportaufgaben Ihnen Vergnügen machen: Stellen Sie Ihren eigenen Rotationsplan auf!

Nach Durchführung der Testdiät gehen Sie am besten folgendermaßen vor: Alle dort bereits getesteten Nahrungsmittel, die Ihnen ein eindeutiges Ergebnis (»verträglich« oder »unverträglich«) gezeigt haben, *unterstreichen* Sie im 4-Tage-Rotationsplan (machen Sie am besten eine Fotokopie davon, die Sie in Ihr Protokollheft einkleben), und zwar: *»Verträglich«* mit *grün, »Unverträglich«* mit *rot.* (Schwache und zweifelhafte Ergebnisse gestrichelt unterstreichen, evtl. mehrmals testen).

Wenn das Ganze mehr rot als grün aussieht, müssen Sie versuchen, durch weiteres Testen Ersatz für die unverträglichen Nahrungsmittel zu finden; das können Sie mit Hilfe der Rotations-Diät.

Sie setzen dabei im Prinzip ganz einfach die Testdiät fort: Jeden Tag wählen Sie ein oder mehrere Nahrungsmittel, die Sie noch nicht getestet haben, und essen Sie in Einzelmahlzeiten in möglichst einfacher Zubereitung. In jeder Mahlzeit sollten Sie nur ein »unbekanntes« Nahrungsmittel einsetzen, aber Sie können es mit bereits getesteten, verträglichen kombinieren. Inzwischen haben Sie ja eine gewisse Erfahrung gesammelt, wie sich allergische und andere Unverträglichkeitsreaktionen äußern, und wie Sie sich dabei fühlen.

Tragen Sie täglich Ihren Speisezettel mit Ihren Reaktionen in das Protokollheft ein, genau wie bei der Testdiät. Je genauer Sie sich, zumindest in der ersten Zeit, an die Rotation halten, desto klarer und eindeutiger sind Ihre Testergebnisse und desto schneller bekommen Sie eine größere Zahl von verträglichen Nahrungsmitteln zusammen.

Wie lange sollten Sie die Rotations-Diät durchführen?

Je »röter« Ihr Plan am Anfang aussah, desto länger wird es erfahrungsgemäß dauern, bis Sie eine annehmbare Zahl verträglicher Nahrungsmittel gefunden haben, so daß Sie einen vernünftigen, in allen Nahrungsmittel-Gruppen abwechslungsreichen endgültigen Speisezettel aufstellen können. Bei sehr vielfältigen Unverträglichkeiten und stark eingeschränkter Auswahl an verträglichen Speisen ist es ratsam, die Rotations-Diät bis auf weiteres beizubehalten, um keine neuen Allergien gegen häufig gebrauchte »Ersatz-Nahrungsmittel« entstehen zu lassen. Möglicherweise wird Ihr »endgültiger« Rotationsplan anders gruppiert sein als der hier abgedruckte. Bei hoher Empfindlichkeit sollten Sie, wenn möglich, von Ärzten der Klinischen Ökologie eine Neutralisationsbehandlung durchführen lassen. Das ist auch deswegen anzuraten, weil Sie bei Unverträglichkeit der meisten gebräuchlichen Nahrungsmittel auf »exotische« ausweichen müssen, die meistens teuer, nicht überall zu bekommen und meist nicht pestizidfrei angebaut sind.

Wie genau müssen Sie dem Rotations-plan folgen?

Der 4-Tage-Plan in diesem Buch ist »durchrotiert« bis zum letzten Pfefferkorn und Petersilienblatt.
So genau brauchen Sie es nur nehmen,

a) wenn Sie in der Testdiät schon zahlreiche Reaktionen hatten,

b) bis Sie herausgefunden haben, in welchen Gruppen von Nahrungsmitteln Sie die meisten bzw. die geringsten Probleme haben. Wenn Sie vor allem bei den Stärketrägern und Milchprodukten reagieren, nicht aber bei Obst und Gemüse, dann brauchen Sie nur bei Ihren »Problemgruppen« eine möglichst genaue Rotation durchführen.

Die häufigsten Unverträglichkeiten finden sich, statistisch betrachtet, bei den Stärketrägern (Getreide, Kartoffeln) und bei den Proteinträgern (vor allem Milchprodukte, Hülsenfrüchte und Hefe, auch bei Nüssen); unter den Obstsorten sind es die Zitrusfrüchte (Orangen usw.), unter den Gemüsesorten die Nachtschattengewächse (Tomaten, Paprika usw.) und die Gänsefußgewächse (Spinat, Rote Bete, Zuckerrübe), die am häufigsten Allergien auslösen. Gewürz-Allergien sind ebenfalls recht häufig. Damit wir uns recht verstehen: Sie *müssen* nicht alle Nahrungsmittel des Rotationsplanes testen. Er soll Ihnen nur eine Wahl ermöglichen und erleichtern.

Können Nahrungsmittel-Allergien wieder verschwinden?

Ja, sie können: Wenn Sie das allergene Nahrungsmittel längere Zeit gemieden haben, kann Ihr Immunsystem es »vergessen«. Das kann schon nach Tagen (kürzeste beobachtete Zeit: 12 Tage) oder erst nach Monaten und Jahren geschehen. Am besten testen Sie das weggelassene Nahrungsmittel wieder nach etwa einem Vierteljahr. Wenn Sie immer noch reagieren, lassen Sie es ein weiteres Vierteljahr weg und testen dann erneut. Wenn Sie irgendwann keine Reaktion mehr haben, handelt es sich um eine sogenannte *zyklische Allergie.* Wenn Sie nach zwei Jahren allvierteljährlichen Testens immer noch reagieren, werden Sie aller Wahrscheinlichkeit dieses Nahrungsmittel nie vertragen. Es handelt sich um eine *fixierte Allergie,* die jedoch erfreulicherweise selten ist. Auch (nichtallergische) Unverträglichkeit, wie bei Zöliakie und angeborenem Laktasemangel, wird man lebenslang nicht los.

Wenn Sie eine zyklische Allergie durch konsequentes Weglassen losgeworden sind, lassen Sie sich nicht verleiten, das Nahrungsmittel wieder täglich zu konsumieren: Die Allergie ist in der Regel in viel kürzerer Zeit wieder da, als sie zum Verschwinden brauchte!

Die Rotations-Diät als Testdiät für Grundnahrungsmittel

Falls Ihnen das Fasten oder die risikoarme Diät und die daran anschließende einwöchige, konzentrierte Testdiät nicht möglich sind, können Sie auch die Rotations-Diät selbst zum Testen auf Grundnahrungsmittel benützen: Sie lassen *in den ersten beiden Durchläufen* der 4-Tage-Rotation also 8 Tage folgende Nahrungsmittel weg: Alle 3G-Getreide (Weizen, Roggen, Hafer, Gerste), Kuhmilch und Milchprodukte (Tag 3, Proteinträger), Eier, Rüben-zucker (Haushaltszucker, Weißzucker); Kaffee, Schwarzen Tee, Alkohol, Hefe und hefehaltige Produkte; alle Fertigprodukte der Lebensmittelindustrie; Vitaminpräparate, »selbstverordnete« Medikamente.

Halten Sie strenge Rotation ein in den Gruppen: Proteinträger, Stärketräger, Süßungsmittel. Sorgen Sie für möglichst große Abwechslung in den übrigen Gruppen, auch wenn keine strenge Rotation nötig ist. Führen Sie ein Protokollheft (wie bei der Testdiät) und schreiben Sie jeden Tag auf, was Sie gegessen und getrunken haben und wie Sie sich fühlen. Wenn sich Ihr Befinden nach acht Tagen Rotations-Diät gebessert hat, können Sie am 9. Tag mit dem Testen von Weizen beginnen, und zwar möglichst in der Form, wie bei der Testdiät beschrieben: ohne Zutaten, mit Ausnahme von etwas Meersalz. Wenn Sie sich am folgenden Tag wieder wohl fühlen, können Sie Eier testen; wenn Sie noch unter einer Spätreaktion auf Weizen leiden, verschieben Sie den Eiertest auf den nächsten Turnus der Rotation. Ebenso verfahren Sie bei den anderen Grundnahrungsmitteln.

Wenn sich durch das Weglassen Ihr Befinden nicht deutlich gebessert hat, testen Sie trotzdem die Grundnahrungsmittel. Falls Sie keine deutlichen Reaktionen darauf haben, sich aber trotzdem die meiste Zeit krank fühlen, so lassen Sie sich von Ihrem Hausarzt und/oder von Fachärzten untersuchen, ob Ihr Zustand vielleicht andere als allergische Ursachen hat. Wenn die Ärzte nichts finden, sollten Sie probeweise weitere Gruppen von Nahrungsmitteln ausschließen und nach zwei Rotationsdurchläufen testen, z. B. alle Nüsse und Samen. Empfindlichkeit gegen diese und u. U. gegen Wurzelgemüse und Obst, das mit der Schale gegessen wird, und Verschlechterung des Zustandes bei feuchtem Wetter, kann auf *Schimmelpilz-Allergie* hinweisen. Bei Schimmelpilz-Allergien sollten alle pflanzlichen Nahrungsmittel vor Zubereitung und Verzehr gründlich gewaschen, Wurzelgemüse, Kartoffeln und Obst mit fester Schale mit Wasser und Seife gebürstet und anschließend geschält werden. Trockenfrüchte und getrocknete Kräuter, auch Tees, sind zu meiden! Auch »klassische« Allergien gegen Pollen, Hausstaub, Tierhaare und Federn können sich in allgemeinem Krankheitsgefühl und einer Vielzahl von Symptomen äußern, einschließlich psychischen! Schließlich kann die Wurzel des Übels in Belastung mit Umweltchemikalien liegen, in Ihrer Wohnung oder an Ihrem Arbeitsplatz. Wenn die Symptome kommen und gehen, beobachten Sie, unter welchen Umständen Sie sich schlechter oder besser fühlen. Am besten notieren Sie Ihre Beobachtungen und alle Ereignisse, eventuell Ortswechsel, auch streßbetonte Erlebnisse, die der Änderung Ihres Zustandes vorangegangen sind. Mit Hilfe eines solchen Tagebuches haben schon viele Patienten die Ursache ihrer Beschwerden herausgefunden.

Die Qualität der Nahrungsmittel

Die Nahrungsmittel, die Sie zum Testen und zu Ihrer Ernährung verwenden, sollten *möglichst frisch* und, wenn irgend machbar, möglichst wenig von Agrochemikalien, Zusatzstoffen und Verunreinigungen belastet sein. Viele Menschen mit Nahrungsmittel-Allergien reagieren auch auf diese Stoffe, oft stärker als auf die Nahrungsmittel selbst. Konservendosen sind innen mit Phenolharzen lackiert. Wenn Sie unbedingt Konserven nehmen müssen, nehmen Sie besser *Gläser* oder *Tiefkühlkost.* Leider sind diese jedoch auch nicht ganz problemlos! Tiefgekühlte Erbsen z.B. sind meist mit EDTA-Lösung behandelt, damit sie schön grün bleiben. EDTA löst aber die wichtigsten Mineralien Kalzium, Magnesium und Zink aus der Oberfläche der Erbse! Viele Zusatzstoffe und Behandlungsmittel müssen nicht deklariert werden, zum Beispiel Antischimmelmittel bei Obst und Gemüse.

Fertigprodukte sind meist ein Gemisch der verschiedensten Nahrungsmittel und Zusatzstoffe. *Lesen Sie vor dem Kauf das Etikett genau!* Fertigsuppen, Suppenwürfel usw. enthalten in der Regel Weizenstärke oder Hefeextrakt, Wurstkonserven häufig Milcheiweiß.

Wenn Sie gegen diese und andere Nahrungsmittel sehr empfindlich sind, bereiten Sie Ihre Mahlzeiten lieber selbst aus frischen Zutaten. Auch selbst Eingemachtes ist »sicherer« als gekaufte Konserven.

Sie können ruhig zwischendurch das eine oder andere Fertiggericht testen, wenn es dem Etikett nach keines Ihrer individuellen Allergene enthält: Manchmal ist man darauf angewiesen, besonders Berufstätige mit wenig Zeit. Die Französische Zwiebelsuppe der Tütensuppen der Fa. Hügli ist beispielsweise glutenfrei; sie enthält Kartoffelstärke. Leider ist die Beratung bei Nahrungsmittel-Allergien in Reformhaus und Bioladen fast immer unergiebig. Das hat zum Teil weltanschauliche Gründe: Wer zutiefst davon durchdrungen ist, wie »gesund« alle Körner und Milchprodukte usw. sind, kann die Qualen eines Allergikers schwer begreifen. Einzig die glutenfreie Diät ist inzwischen wohleingeführt, aufgrund der offenbar wachsenden Nachfrage. Kuhmilchersatz für die Säuglingsernährung ist ebenfalls erhältlich, wenn auch nur in geringer Auswahl.

Auch bei allen »alternativen« Nahrungsmitteln, die Sie zum größten Teil in Reformhaus oder Bioladen bekommen, müssen Sie unbedingt auf *Frische* achten! Wenn Mehle, Körner, Nüsse muffig oder ranzig riechen und schmecken, reklamieren Sie, und essen Sie überlagerte, verdorbene Nahrungsmittel auf gar keinen Fall! Ranzige Fette und Öle sind *giftig!* Sie enthalten Fettsäure-Peroxide, die lebenswichtige Strukturen der Zellmembranen angreifen. Nicht umsonst haben wir instinktiven Abscheu vor diesen Gerüchen. Besonders leicht bilden sich Fettsäure-Peroxide in kaltgepreßten Pflanzenölen mit hohem Gehalt an hochungesättigten Fettsäuren (Sonnenblumen-, Distel-, Leinöl usw.). Nehmen Sie diese Öle vorwiegend zu Salatsaucen, weniger zum Braten; dafür sind feste Fette und z. B. Olivenöl geeigneter. Alle Pflanzenöle (außer Olivenöl, das fest wird) sollten Sie gut verschlossen im Kühlschrank aufbewahren und ab und zu die Geruchsprobe machen: ranzige Reste lieber wegwerfen!

Aktuelle Themen der Ernährung

Vitamine, Mineralstoffe, Strahlenschutzfaktoren

Daß es Vitamine gibt — lebenswichtige Stoffe, die unser Organismus nicht selbst herstellen kann und deshalb durch die Nahrung aufnehmen muß — entdeckte man durch die Erkrankungen, die bei einseitiger Ernährung entstehen. Bis ins zwanzigste Jahrhundert fielen ganze Schiffsbesatzungen dem Skorbut zum Opfer, da die Matrosen fast ausschließlich Fleisch, Schiffszwieback, Haferflocken-Porridge und Zucker zu essen bekamen. Die Beobachtung, daß eine Anreicherung des Speisezettels mit frischem Zitronensaft oder Sauerkraut den Skorbut verhindern konnte, führte zur Entdeckung der »Ascorbinsäure«, d. h. Vitamin C. Beri-Beri, eine in vielen Fällen tödliche Erkrankung des Nervensystems mit Lähmungserscheinungen, trat erstmalig auf, nachdem die Reis-Poliermaschine erfunden worden war. Menschen (und Hühner), die praktisch ausschließlich von weißem, poliertem Reis lebten und daraufhin an Beri-Beri erkrankten, konnten mit Reiskleie geheilt werden. Daraus konnte später das »Nervenvitamin« Thiamin, das Vitamin B1, extrahiert werden. Die Produktion von Vitaminpräparaten entwickelte sich bald zu einem Zweig der chemisch-pharmazeutischen Industrie. Parallel dazu erforschte die sich entwickelnde wissenschaftliche Biochemie die Rolle der Vitamine und anderer Wirkstoffe in unserem Stoffwechsel. (Vitamine sind fast durchweg als Kofaktoren

124

von zentral wichtigen Enzymen im Zellstoffwechsel wirksam, ebenso bestimmte Mineralstoffe.) »Vitamine« wurden zum Zauberwort und zum Heilmittel für alles. Die medizinische Anwendung von Vitaminpräparaten und anderen Wirkstoffen in hoher und höchster Dosierung (die ein Vielfaches von dem beträgt, was man natürlicherweise selbst bei optimaler Ernährung zu sich nehmen kann!) geht auf die Orthomolekulare Medizin zurück. Ärzte dieser Richtung beobachteten bei manchen Schizophrenen eine Besserung im Befinden, wenn diese täglich hohe Dosen von Niacin (Vitamin B3) und Vitamin C bekamen. Letzteres wird in Mengen von mehreren Gramm, bei bestimmten Erkrankungen bis zu 100 Gramm täglich, verschrieben und angewendet. Eine Kombination aus hochdosierten Vitaminen und Mineralstoffen kann, nach Aussagen dieser Ärzte, das Immunsystem stärken.

Sicherlich bewirken Megavitamin-Behandlungen Besserungen im Befinden bei zahlreichen Krankheitsbildern und vielen Patienten.

Doch sollte man einige wichtige Gesichtspunkte dabei nicht außer acht lassen:

1. Der *Bedarf* an den verschiedenen Vitaminen und anderen Wirkstoffen ist bei jedem Menschen verschieden, er kann sich auch mit der Zeit ändern. Nur eine (individuelle) ärztliche Diagnose kann ihn einigermaßen sicher bestimmen.

2. *Überdosierung* derart hochwirksamer Substanzen kann zu Gesundheitsstörungen führen, genau wie bei Medikamenten.

Besonders vorsichtig müssen fettlösliche Vitamine dosiert werden (Vitamine A, D, E), da der Überschuß nicht sofort mit dem Harn ausgeschieden, sondern zunächst im Körper gespeichert wird.

Überdosierung von *Vitamin A* führt in leichteren Fällen zu Kopfschmerzen, in schwereren zu Appetitlosigkeit, Haarausfall, ekzemartigen Hautschäden, Fieber und Lähmungen.

Überdosierung von *Vitamin D* hat vermehrte Ausscheidung von Kalzium zur Folge, ferner Appetitlosigkeit, Erbrechen, Wachstumsstörungen.

Zuviel *Vitamin E* kann Muskelschwäche und Anämie erzeugen.

Aber auch die *wasserlöslichen Vitamine* (B-Komplex, C) sind nicht harmlos. B_1 (Aneurin) kann Akne, B_6 Nervenlähmungen hervorrufen.

Das vielgepriesene *Vitamin C* ist besonders vorsichtig bei Neigung zu Pankreasleiden zu genießen, es kann eine leichte Pankreasentzündung akut verschlimmern, Durchfall und Magen-Darmgeschwüre hervorrufen. Am besten verträglich ist es, wenn man es in »neutralisierter« Form, mit Kalzium und Magnesium zusammen, einnimmt (s. u. »Calatin-Cocktail«!)

3. Wenn Sie zu Allergien und zu anderen Überempfindlichkeiten neigen, sollten Sie beachten:

In einem Vitaminpräparat nehmen Sie die »Muttersubstanz« und den gesamten Produktionsprozeß mit auf!

Die Muttersubstanz für B-Vitaminpräparate ist in der Regel Bierhefe, für Vitamin E Sojaöl, für Vitamin C Maisstärke, die mit Schimmelpilz-Enzymen behandelt wird. Bei starker Allergie gegen die Muttersubstanz ist auch das entsprechende Vitaminpräparat meist unverträglich.

Es gibt (in den USA) vollsynthetische B-Vitamine, die für manche Allergiker besser verträglich sind als die »natürlichen« aus Hefe, aber auch nicht für alle!

Dazu kommen noch die verschiedenen (nicht deklarierten) Zusätze zu den Tabletten und Kapseln: Stärke, Zucker, Konservierungsmittel, z. B. Formaldehyd als Härtungsmittel für Gelatinekapseln, synthetische Farbstoffe usw., die alle ebenfalls unverträglich sein können.

Bevor Sie ein (teures) Vitaminpräparat kaufen, testen Sie besser vorher, ob Sie es auch wirklich vertragen! Fordern Sie beim Apotheker oder der Herstellerfirma Proben an und erklären Sie Ihre Situation als Allergiker!

Ganz allgemein ist dringend von *wahlloser Selbstbehandlung* mit hochdosierten Vitaminen usw. abzuraten! Wenn Sie ein Präparat anfänglich vertragen, kann sich, bei Allergieneigung, durch tägliche Einnahme leicht eine neue Allergie dagegen entwickeln, die sogar einschneidende Auswirkungen auf Ihre Ernährung haben kann. Ich kenne Fälle, in denen Leute durch ständiges Einnehmen von B-Komplex- und Hefepräparaten eine ausgewachsene Hefeallergie erworben haben.

Nehmen Sie deshalb Vitaminpräparate möglichst nicht täglich, und setzen Sie zwischendurch für ein oder zwei Wochen mit der Einnahme aus. Testen Sie erneut die Verträglichkeit!

Noch eines ist zu bedenken:

Wenn Sie Ihre Nahrungsmittel-Allergien durch Tests erkannt und durch eine vernünftige (Rotations-)Diät unter Kontrolle gebracht haben, fällt bereits ein hoher Anteil der täglichen Streßbelastung weg, die einen erhöhten Vitamin- und Mineralbedarf bedingt hatte. Nach klinisch-ökologischer Behandlung allergischer Patienten genügt in den meisten Fällen eine abwechslungsreiche (Rotations-)Diät aus frischen, möglichst biologisch angebauten Nahrungsmitteln, um den Bedarf an Vitaminen und anderen Wirkstoffen zu decken.

Für *Mineralien* und *Spurenelemente* gilt sinngemäß dasselbe. Bevor Sie Präparate einnehmen, sollten Sie ein Blut- und Haarmineralienanalyse machen lassen, um Ihren wahren Bedarf festzustellen, aber auch, um Belastung mit giftigen Schwermetallen (Kupfer, Blei, Cadmium, Quecksilber, Aluminium) zu erkennen und eine gezielte Behandlung zu ermöglichen. Die optimale Gesundheitswirkung beruht auf dem komplexen Gleichgewicht zwischen allen Mineralien, Spurenelementen und Vitaminen. Einseitige Dosierung bestimmter Stoffe kann dieses Gleichgewicht empfindlich stören und Sie kränker machen als vorher.

Wenn Sie Milch nicht vertragen und deshalb weglassen (und vielleicht in einer Gegend mit »weichem« Trinkwasser leben), kann es mit der Zeit zu Mangel an Kalzium und Magnesium kommen. Er äußert sich in Neigung zu Muskelkrämpfen (nächtlichen Wadenkrämpfen), Müdigkeit und Schwächegefühl, Neigung zu Blutergüssen. Sie brauchen kein teures Kalziumpräparat (mit allen möglichen unerwünschten Zusatzstoffen) zu kaufen. Holen Sie sich aus der Apotheke 50 Gramm Kalziumkarbonat ($CaCo_3$) und 25 Gramm Magnesiumkarbonat ($MgCo_3$, weißes, lockeres Pulver) und mischen beide zusammen. Davon geben Sie 1 gestrichenen Teelöffel in ein Glas, zu einem Viertel mit lauwarmem Wasser gefüllt, und stäuben vorsichtig etwas Vitamin-C-Pulver hinein, bis sich die Lösung unter Aufbrausen geklärt hat. Füllen Sie mit einem Frucht- oder Gemüsesaft auf. Wenn Vitamin C unverträglich ist, nehmen Sie statt dessen etwas Zitronensaft oder einen anderen Vitamin-C-reichen Saft. Dieser »Calatin-Cocktail« hat sich bewährt als billiges, unschädliches Mittel gegen nächtliche Wadenkrämpfe und Schlafstörungen, vor allem bei Frauen im Klimakterium.

Strahlenschutz durch Ernährung: Radioaktive und andere energiereiche Strahlung (UV, Röntgen) erzeugt in lebendem Gewebe hochreaktive chemische Substanzen, die sogenannten »freien Radikale«. Es sind Verwandte des Wasserstoff-Superoxids (z. B. das Superoxid-Anion O_2 und das Hydroxylradikal $OH \cdot$). In geringen Mengen entstehen sie auch normalerweise im Körper (zum Beispiel verwenden die weißen Blutkörperchen sie als »Munition« gegen Bakterien und Viren); aber durch bestimmte Enzyme (Superoxid-Dismutase, Katalase usw.) wird ein Überschuß dieser »Munition« wieder entschärft.

Entstehen zu viele freie Radikale (z.B. bei stärkerer radioaktiver Bestrahlung), und enthält das Gewebe zu wenig an »entschärfenden« Enzymen und deren Kofaktoren, dann greifen die Radikale Zellstrukturen an, vor allem die hochungesättigten Fettsäuren, wichtige Bausteine aller biologischen Membranen, oder DNS-Moleküle, die Träger der Erbinformation.

Man hat bestimmte Stoffe gefunden, die diese freien Radikale unschädlich machen können, oder aber die entschärfenden Enzyme unterstützen: die Aminosäuren Cystein und Methionin, die Vitamine A (besonders wirksam als β-Carotin), B_1, B_6, C, E und die Spurenelemente Selenium, Kupfer und Zink.

Versuchstiere, denen man vor und nach radioaktiver Bestrahlung Kohl oder Brokkoli verfüttert hatte, überlebten länger und in größerer Zahl als Kontrolltiere ohne diese Gemüse. Kohlgemüse enthalten reichlich die Aminosäure Cystein; sie findet sich ebenso in Eigelb, Zwiebeln und Knoblauch.

Doch diese Schutzstoffe müssen bereits vor der Bestrahlung im Körper sein; hinterher können sie nichts mehr reparieren.

Freie Radikale scheinen auch bei der Krebsentstehung, bei Alterungsvorgängen, Entzündungen und Gewebe-Degeneration (Arthritis), allergischen Spätreaktionen und Chemikalien-Überempfindlichkeit beteiligt zu sein. Die erwähnten Schutzfaktoren (Vitamine, Spurenelemente und Aminosäuren) finden sich besonders in folgenden Nahrungsmitteln:

L-Cystein: Rosenkohl, Brokkoli, Eigelb, Zwiebeln, Knoblauch.

Vitamin A und ß-Carotin: Butter, Butterschmalz, Sahne, Eigelb, Fischöl, Leber, Mais- und Weizenkeime (und -öle); Löwenzahn, Karotten, Petersilie, Grünkohl, Feldsalat, Spinat, Brunnenkresse, Chicorée, Aprikosen.

B-Vitamine: Hefe, Vollkorn, Reiskleie, Leber.

Vitamin C: Zitrusfrüchte, Kiwi, Acerola, Sanddorn, Hagebutten, Schwarze Johannisbeeren, Petersilie, Paprika, Kohlgemüse.

Vitamin E: Kaltgepreßte Pflanzenöle, Eigelb, Leber, Vollreis, Weizenkeime, Soja, Mandeln, Nüsse, Leinsamen.

Selenium: Getreide, Nüsse, Knoblauch, Fleisch, Fisch, Hefe.

Zink: Austern, Hering, Fleisch, Weizenkeime, Erbsen, Karotten.

Im »Institut für Umweltkrankheiten«, Emstal, wird zur Zeit ein Computerprogramm für optimale Nährstoffzusammensetzung bei Eliminierungs- und Rotations-Diät entwickelt, so daß auch bei Allergien die Versorgung mit Vitaminen, Mineralstoffen und anderen Faktoren optimal gestaltet werden kann.

Kalorien- und Nährstoffgehalte der Lebensmittel finden Sie in: »Die große GU Nährwert Tabelle«, Gräfe und Unzer Verlag (in jeder Buchhandlung und vielen Reformhäusern mit Buchabteilung zu bekommen).

Rohfaser und Ballaststoffe

Ballaststoffreiche Ernährung kann das Risiko des Darmkrebses verringern, Verstopfung beheben, zur Entgiftung des Körpers beitragen und den Choleringehalt des Blutes senken. Ballaststoffe sind vor allem die Zellulosefasern und zelluloseähnlichen Stoffe in pflanzlichen Nahrungsmitteln. Als besonders wirksam wird Kleie (Weizenkleie) angepriesen (und teuer verkauft; eine besonders aparte Erscheinung sind Kleietabletten, die man in Apotheken bekommt!)

Doch: Wenn Sie allergisch gegen Weizen sind, sind Sie es auch gegen Weizenkleie.

Außerdem: Wenn die Kleie nicht von Getreide stammt, das pestizidfrei angebaut, gelagert und verarbeitet wurde, enthält sie konzentriert all das, was von außen auf das Getreide gespritzt wurde. Auch Schwermetalle, die aus der Luftverschmutzung stammen, sind in der Kleie angereichert.

Wenn Sie allergisch gegen Schimmelpilze sind, sollten Sie Kleie besser meiden.

Jedoch wenn Sie keine Getreide essen können, brauchen Sie keine Angst zu haben, zuwenig Rohfaser in der Nahrung zu haben: Gemüse, Salate und Früchte, Nüsse und Samen enthalten reichlich davon!

Zur Senkung des Cholesterinspiegels hat sich übrigens Getreidekleie in Reihenversuchen als unwirksam erwiesen; äußerst wirksam dagegen war Apfelpektin (das Geliermittel in Marmeladen).

Das Säuren-Basen-Gleichgewicht

Damit die Stoffwechselvorgänge in unserem Körper (vor allem die Enzymreaktionen) optimal ablaufen können, muß ein Gleichgewicht zwischen Säuren und Basen herrschen, ein bestimmter Säurewert (pH-Wert) der Körperflüssigkeiten muß aufrechterhalten bleiben. (Die pH-Skala reicht von 0 bis 14, von sehr sauer bis sehr basisch; der Neutralpunkt ist pH 7,0.) Der normale »gesunde« pH-Wert unseres Blutes liegt bei 7,4, ist also vom Neutralpunkt etwas in den basischen Bereich verschoben.

Abweichungen nach beiden Seiten sind mit mehr oder weniger schweren Gesundheitsstörungen verbunden: »Azidose« (Übersäuerung) und »Alkalose« (Abweichung in den basischen Bereich). Bei Blut-pH-Werten unter 7,0 und über 8,0 ist kein Leben mehr möglich.

Während einer allergischen Reaktion werden wir meist »sauer«; das kann man auch im Speichel messen (am besten mit einem Spezial-Indikatorpapier oder pH-Test-stäbchen für den pH-Bereich zwischen 6,4 und 8,0. Lackmuspapier ist zu ungenau).

Unsere Ernährung beeinflußt den Säuren-Basen-Haushalt unseres Körpers durch »säurenüberschüssige« und »basenüberschüssige« Nahrungsmittel. Zu letzteren gehören vor allem Gemüse und Früchte (auch sauer schmeckende, z.B. Äpfel!)

Säurenüberschuß haben:

alle Fleischsorten (mit Ausnahme von Blut),
alle Fische,
Quark und Käse aller Art,
Eier, Butter, feste Fette,
alle Getreide und Getreideprodukte (auch Vollkorn), Buchweizen,
getrocknete Hülsenfrüchte (Bohnenkerne, Erbsen, Linsen),
die meisten Nüsse (Ausnahme: Kokosnuß, Bucheckern), Weißzucker,
Bier.

Basenüberschuß haben:

alle frischen Gemüse (vor allem Wurzelgemüse), auch grüne Bohnen und Erbsen; (leicht säurenüberschüssig ist allein Rosenkohl)
Kartoffeln und Süßkartoffeln,
alle Kräuter

alles Obst (auch saures!),
Fruchtsäfte, Wein, Gemüsesäfte, Gemüsebrühe,
Kaffee, Schwarzer Tee, Kakao, Rohzucker, Melasse,
Samen und Kerne, Keimlinge,
Pilze.

Schwach basenüberschüssig sind:
Milch, Sauermilch, Joghurt (mit Molke!), auch Ziegen-
und Schafmilch.

Essen Sie täglich reichlich (verträgliche) Gemüse, Salate
und Früchte. Damit wirken Sie am besten der allergischen Übersäuerung entgegen.

Nitrat in Gemüsen und Salaten

Nitrat wird von den Pflanzen aus dem Boden aufgenommen und zum Aufbau von Proteinen verwendet, wenn
die »Photosynthese«, der Aufbau organischer Substanz
aus Kohlendioxid und Wasser, optimal ablaufen kann.
Dazu ist Licht nötig. Im Winter (vor allem in Treibhäu-
sern) leiden die Pflanzen an Lichtmangel und können
aufgenommene Nitrate nicht genügend in Protein einbauen; sie speichern das Nitrat. Dieses ist zunächst
harmlos, kann sich aber bei der Zubereitung (vor allem,
wenn Gemüse wieder aufgewärmt wird!), und in unserem Körper in das giftige Nitrit umwandeln, das den Sau-
erstofftransport im Blut blockiert. Aus Nitrit und Aminosäuren können krebserregende Nitrosamine entstehen.
Diese Reaktionen werden allerdings gebremst durch Vitamin C!
Folgende Gemüse haben *hohen Nitratgehalt,* vor allem
im Winter und unter Glas oder Folie angebaut (auch aus
biologischem Anbau):

Kopfsalat, Radieschen, Rettich, Weißkohl, Wirsing, Grünkohl, Chinakohl, Rote Bete, Spinat, Feldsalat. (Im Frei-
landanbau ist der Nitratgehalt wesentlich geringer.)
Wenig Nitrat speichern (auch im Treibhausanbau):
Grüne Bohnen, Erbsen, Chicorée, Rosenkohl, Gurken,
Kartoffeln, Zwiebeln, Gemüsepaprika, Tomaten. Alle an-
deren Gemüse haben in der Regel mittleren Nitratgehalt.
Im Winter und zeitigen Frühjahr sollten Sie nitratreiche
Gemüse nicht zu häufig essen, und wenn, dann vorzugsweise als Rohkostsalat mit einer Salatsauce, die Vitamin C
enthält (Zitronensaft usw.), oder in Wasser gekocht.
Das Nitrat geht weitgehend ins Kochwasser, das Sie nicht
weiterverwenden sollten.
Für Säuglinge und Kleinkinder ist nitratreiches Gemüse
besonders gefährlich, weil es die lebensgefährliche
»Blausucht« (durch Hemmung des Sauerstofftransports
und Blockierung des Blutfarbstoffs) hervorrufen kann.
Spinat ist nicht gesund! (Daß alle Säuglinge ihn instinktiv
ausspucken, wenn sie ihn zum erstenmal verfüttert bekommen, hat noch eine andere Ursache: den hohen
Gehalt an Oxalsäure, die übrigens Kalzium im Körper
blockiert und dadurch ebenfalls giftig wirken kann!)

Eiweißkombinationen mit
Ergänzungswert

Je ähnlicher in der Aminosäuren-Zusammensetzung ein
Nahrungsprotein unserem eigenen Körperprotein ist, desto besser kann es von unserem Körper zum Aufbau eigener Substanz ausgenutzt werden. Wichtig ist vor allem
der Gehalt an »essentiellen« Aminosäuren, die wir, wie
die Vitamine, aus der Nahrung aufnehmen müssen.
Tierische Proteine (Fleisch, Fisch, Ei, Milch) haben für

uns den höchsten Nutzwert, sie benötigen keine Ergänzung.

Pflanzliche Eiweiße dagegen sind nur teilweise für uns nutzbar; sie sollten am besten so miteinander (und mit tierischen Proteinen) kombiniert werden, daß sich die essentiellen Aminosäuren ergänzen. Das ist vor allem bei vegetarischer Ernährung wichtig. Diese sich ergänzenden Nahrungsmittel müssen aber in derselben Mahlzeit verzehrt werden!

Kombinationen mit gutem Ergänzungswert sind:

Getreide
- Milchprodukte
- Fleisch, Innereien, Ei
- Hefe
- Hülsenfrüchte (Erbsen, Linsen Bohnen, Soja)

Milchprodukte
- Getreide
- Samen (Leinsamen, Sesam, Sonnenblumenkerne, Amaranth), Nüsse
- Kartoffeln

Hülsenfrüchte
- Getreide
- Samen, Nüsse

Samen
- Milchprodukte
- Hülsenfrüchte

Keinen Ergänzungswert haben:

Kartoffeln — Getreide, Hülsenfrüchte
Hülsenfrüchte — Fleisch, Fisch

Bilanz der Rotations-Diät:
Der Lohn der Mühe

Das Ergebnis der Test- und Rotations-Diät kann eine ziemliche Umstellung in Ihrem bisherigen Lebensstil und Ihren Ernährungsgewohnheiten bedeuten. Vielleicht seufzen Sie manchmal: »Worauf habe ich mich da eingelassen?« Doch von all den Patienten, die den »Feind im Hinterhalt«, ihre verborgene Nahrungsmittel-Allergie, endlich erkannt und gestellt haben, hat es noch keiner bereut. Der Lohn für die meisten sind ein lange nicht mehr gekanntes Lebensgefühl, neuer Lebensmut und wachsende Energie. Der Weg nach »aufwärts« geht bei den einen kurz und schnell, bei anderen ist er lang und mühselig und von Rückschlägen gezeichnet. Doch er lohnt sich auch dann, denn leider ist die Alternative in den meisten Fällen der Weg nach »abwärts«, in chronische Krankheit, Depression und Entmutigung.

Zunächst ist freilich alles schwieriger: beim Einkaufen, im Restaurant und in der Kantine, bei Einladungen und auf Reisen. Doch ich kann Ihnen versichern: Man bekommt bald Routine!

Wie Sie sich bei Einladungen verhalten, kommt ganz auf die Situation an. Wird Ihnen etwas angeboten, was Sie absolut nicht vertragen, müssen Sie oft zwischen zwei Übeln wählen: die Gastgeber in Verlegenheit zu bringen oder gar zu erbosen, oder eine unangenehme Reaktion in Kauf zu nehmen. Nach Ihren Testerfahrungen wissen Sie einigermaßen, was Sie riskieren: leichtes Kopfweh, oder einen schweren Schmerzanfall, oder tiefe Depression (beispielsweise). Ich bin meist am besten damit gefahren, meine Situation kurz, sachlich und freundlich zu erklären. Wenn möglich, gebe man bei Einladungen eine rechtzeitige Vorwarnung, so daß die Gastgeber sich darauf einstellen können. Heutzutage ist Allergie ein aktuelles Thema, und die Außenseiterposition hat sich verbessert.

Allerdings gibt es auch Mitmenschen, die von alldem nichts wissen wollen (oft sind sie selbst Opfer der Allergie!) und einem mit Verständnislosigkeit das Leben recht schwermachen können. Bleiben Sie freundlich, aber unbeirrbar (ohne dogmatisch zu werden). Sie haben ein Recht darauf, für Ihr Wohlbefinden zu sorgen! Und lassen Sie sich keine Schuldgefühle aufoktroyieren dafür, daß Sie nicht »normal« essen (besonders wichtig im Familienkreis)! (Manche Leute akzeptieren eher, wenn Sie sich exzentrisch geben und erklären: »Tomaten — oder was immer es ist — kann ich nicht ausstehen!« Es kommt ganz auf Ihr Gegenüber an, wie Sie sich am geschicktesten verhalten.)

Vertrackt wird die Situation, wenn Sie es mit Ärzten zu tun bekommen oder sich sogar in Krankenhausbehandlung begeben müssen. Manche Ärzte haben keine Ahnung von Nahrungsmittel-Allergie (am allerwenigsten die Fachärzte der Inneren Medizin!) und das Krankenhausessen ist in der Regel eine Katastrophe für Allergiker (abgesehen von all den chemischen Umweltfaktoren — Desinfektionsmittel usw. — denen Sie dort ausgesetzt sind). Wie Sie dieses Problem lösen können, kommt wiederum ganz auf die Situation an; es gibt kein Patentrezept.

Auf Reisen sollten Sie vorplanen und immer eine eiserne Ration verträglicher Speisen bei sich haben, wenn Sie nicht sicher sind, sie unterwegs zu bekommen. Eine Rotations-Diät im strengen Sinn ist dabei meist nicht möglich: Kein Grund zur Panik! Wenn Sie im Ausland sind: Probieren Sie Ungewohntes und Exotisches aus, und freuen sich Ihres Lebens! In der Urlaubsentspannung, in einem anderen Klima kann man als Allergiker oft erstaunlich »desensibilisieren«, man ist viel weniger empfindlich als zu Hause.

Ärger, Angst und Sorgen sind allergiefördernd und machen jedes Essen, auch ein allergenfreies, unverdaulich. Allergiker neigen mehr als andere Menschen dazu, sich unnötige Sorgen und Ängste zu machen, sich über alles und jedes zu ärgern und sich verletzt zu fühlen.

Doch Sie werden merken, daß Sie auch den täglichen Ärger besser verarbeiten können, wenn die verborgene Allergie nicht mehr an Ihren Widerstandskräften zehrt. Nicht nur die seelische, auch die körperliche Resistenz steigert sich, besonders gegen Infektionskrankheiten. Erst kürzlich kam mir zum Bewußtsein, daß ich seit meiner Testdiät (vor sechs Jahren) eigentlich keinen nennenswerten Schnupfen mehr hatte, von anderen, altgewohnten Leiden ganz zu schweigen.

Noch eins: Selbstmitleid ist immer ein schlechter Berater! Selbst wenn Sie großen Einschränkungen unterworfen sind, genießen Sie bewußt, was Sie können und dürfen. Es ist mehr, als Sie glauben!

Andere Test- und Diagnosemethoden für Nahrungsmittel-Allergien

Der *Allergologe* kann Nahrungsmittel-Allergien mit Hilfe verschiedener Hauttests und durch RAST (Radio-Immuno-Sorbent-Test) diagnostizieren, wenn IgE dabei im Spiel ist (d. h. bei Allergien vom Typ I). Er benützt für die Hauttests Allergenextrakte, die mit Phenol oder anderen Chemikalien konserviert sind, und testet meist mehrere Allergene gleichzeitig. Die subjektiven Symptome des Patienten werden in der Regel bei der Diagnose nicht beachtet. Bei den meisten Nahrungsmittel-Allergien sind die Testquaddeln im Hauttest nur wenig ausgeprägt und werden meist nicht als positiv bewertet, obwohl eine Allergie vorhanden sein kann.

Die *Klinischen Ökologen* führen auch Hauttests durch, die sich in einigen Punkten von den oben geschilderten unterscheiden: Sie verwenden *unkonservierte* Allergenextrakte, und sie testen immer nur *ein* Nahrungsmittel, mitsamt den objektiven und subjektiven Symptomen, die beim Test auftreten können (Schwindelgefühl, Hitze- und Kältegefühl, Stimmungsschwankungen usw.). Sie ermitteln gleichzeitig eine *neutralisierende Dosis,* mit deren Hilfe der Patient »toleranter« gegen allergene Nahrungsmittel werden kann.

Der *zytotoxische Test* wird von einigen Ärzten (hauptsächlich in den USA) angepriesen als schnellstes und bequemstes Diagnoseverfahren für Nahrungsmittel- und andere Allergien. Eine Blutprobe des Patienten wird mit verschiedenen Allergenextrakten zusammengebracht;

dabei ändert sich die Gestalt bestimmter weißer Blutkörperchen; bei starker Empfindlichkeit platzen sie sogar. Leider hat sich erwiesen, daß dieser Test nicht zuverlässig ist: Das Ergebnis kann beim selben Patienten von Woche zu Woche, ja sogar von Tag zu Tag anders ausfallen! Außerdem weiß der Patient nicht, welche seiner Symptome von welchem Allergen verursacht werden. Oft ist der Patient konfrontiert mit einer Liste von zahllosen Allergien, die er angeblich haben soll, und keiner anderen Information, als diese Nahrungsmittel, die dazu führen, zu meiden. Das führt zwangsläufig zu einseitiger Ernährung und zur Entwicklung neuer Sensibilisierungen auf die »verträglichen« Speisen.

Bei der *Elektroakupunktur* als Diagnoseverfahren (EAV) ist die Situation in gewisser Weise ähnlich, wie ich aus vielen Gesprächen mit allergischen Patienten erfahren habe. Die Zuverlässigkeit dieser Methode hängt sehr von der Qualität des Therapeuten und der Genauigkeit und Objektivität seiner Beobachtung ab. Nicht selten wurde mir berichtet, daß für ein und denselben Patienten die Untersuchung bei zwei verschiedenen Therapeuten völlig unterschiedliche Ergebnisse gebracht hat. Außerdem fehlt auch hier die Verbindung zwischen Testresultat und Symptomen, und die Anweisung, wie man künftigen Allergien aus dem Weg gehen kann. Ich habe den Eindruck gewonnen, daß bei der EAV die Gefahr der »Überdiagnose« besteht, und der Patient mit einer überwältigenden Anzahl von »Allergien« konfrontiert ist, die ihm kaum mehr etwas übrigläßt, was er guten Gewissens essen kann.

Bei der *Kinesiologie* wird der Muskeltonus des Patienten als Maß für die Schwere der Allergie betrachtet. Eine Probe des Allergens wird unter die Zunge gegeben (oder sogar nur dem Patienten auf die Hand gelegt!), und der Therapeut versucht, den ausgestreckten Arm des Patienten herunterzudrücken, was bei »Allergie« leichtergehen soll. Ähnlich wie beim Pendeln, mit dem manche Leute unverträgliches Essen oft tatsächlich zutreffend testen, ist der »subjektive Faktor« sehr groß; man sollte sich nicht darauf verlassen ohne entsprechende »objektive« Gegenproben.

Menüvorschläge für die 4-Tage-Rotations-Diät

Ebenso wie der Rotationsplan sind die folgenden Menü-vorschläge nur ein Ausschnitt aus den zahlreichen Möglichkeiten, die Rotations-Diät zu gestalten. Wie bei der risikoarmen Diät und der Testdiät steht es Ihnen frei, Ihren Speiseplan zu gestalten. Manche mögen ein Steak zum Frühstück, andere ziehen Obst vor.

Viele Leute mit empfindlicher Verdauung fühlen sich wohler, wenn sie Fleisch und Stärketräger oder saures Obst und Stärketräger, nicht in einer Mahlzeit essen und der Hay'schen Trennkost folgen. Solange Sie testen, sollten Sie ohnehin Mahlzeiten mit nur wenigen Zutaten essen, damit Sie es leichter haben, die Ursache einer Unverträglichkeitsreaktion herauszufinden.

Mit der Zeit können Sie dann zu reichhaltigen Rezepten übergehen und die Rotation nur auf die Gruppen von Nahrungsmitteln beschränken, die Ihnen am meisten Probleme machen.

Nicht alle Rezepte in diesem Buch passen in den strengen Rotationsplan, doch sie sind alle frei von den häufigsten allergenen Nahrungsmitteln: Weizen und Kuhmilch, die meisten auch frei von Eiern und Hefe (und verwandten Nahrungsmitteln).

Die Rezepte, die Sie aus der »normalen« oder auch »alternativen« Küche kennen und in entsprechenden Kochbüchern nachlesen können, habe ich weggelassen.

Kochen ist viel einfacher, als die meisten glauben: Erfinden Sie Ihre eigenen Rezepte!

Tag 1 (in Klammern ist die Nummer des Rezepts angegeben)

Frühstück

Tee: Zitronenmelisse, Brombeerblätter
Weizenknäcke mit Haselnußmus, oder
Hirseflocken-Müsli bzw. Müsli aus gerösteter, gekochter
    Hirse (1) mit
Haselnußsahne (24) oder Walnußsahne (24), Ahornsirup
    oder Rübensirup, oder
gegrillte Polentaschnitten (5) mit Ahornsirup oder gerösteten Walnüssen
Joghurt aus Ziegenmilch.

Fleisch, Gemüse, Salat

Lammkotelettes »Provence« (34), Endiviensalat mit Ananas-Walnuß-Sauce (50)
Lammkeule, mit Sauerkraut (und Wacholderbeeren) langsam geschmort
Schweinebraten, mit Gewürznelken gespickt, im eigenen Saft geschmort, roher Sauerkrautsalat (61)
Schweinesteak gegrillt; gedünsteter Blumenkohl mit Haselnuß-Salz bestreut (28), Pflücksalat mit Apfel-Haselnußsauce (48)
Hase oder Kaninchen, im eigenen Saft geschmort, Gurkensalat mit Feta-Sauce (54) und frischem Basilikum
Kaninchen im Topf (35), gemischter Salat mit Roquefort-Sauce (55)
Makrele gegrillt, gebackene Squash- oder Kurbisscheiben, Radieschen-Senfkeimlinge-Salat mit Apfel-Distelöl-Sauce (47)

Stärketräger (Beilagen)

Weizen: Italienische Teigwaren (ohne Ei): Spaghetti,
    Makkaroni

Kouskous (aus Hartweizengrieß)
Weizenschrotbrei, gekocht oder roh

Hirse: Hirse mit Nüssen (4)

Mais: Polenta (5), Tortillas (9), Kolbenmais, Polenta mit Wirsing (6), Polenta mit Speck (8)

Vegetarische Hauptgerichte

Polenta (5) mit Feta überbacken, roher Sauerkrautsalat

Gerstengraupensuppe mit Weißkohl, mit geriebenem Ziegenkäse bestreut

Hirsebrei, in Ziegenmilch gekocht, mit Ahornsirup

Süßspeisen:

Polentaschnitten, gegrillt oder gebraten (5), mit Ahornsirup oder Rübensirup

Fruchtsalat, mit gerösteten Walnüssen oder Haselnüssen bestreut

Maisgrieß-Haselnußpudding (75)

Walnuß-Ananas-Eis (80), Nougateis (79)

Mais-Haselnußkekse (21)

Tag 2

Frühstück

Tee: Fencheltee, Malventee

Müsli aus geröstetem, gekochtem Buchweizen (1) mit Sojamilch und Honig

Buchweizenkräcker (19) mit Mandelmus oder Tahini mit Honig

Buchweizenpfannkuchen (mit Ei), Honig

Buchweizenpfannkuchen (ohne Ei und Milch, 22)

Kräcker aus Kastanienmehl oder Amaranthmehl (19)

Fleisch, Gemüse, Salat

Grillhuhn, gedünstete grüne Bohnen, Karotten-Sellerie-Rohkost (58)

Chinesische Hühnersuppe mit Glasnudeln (31)

Hühnchen mit Mandel-Curry-Sauce (36); gedämpfte Karotten mit Mandel-Salz (28)

Fasan oder Rebhuhn gebraten, mit Pilzen gefüllt; Karotten, Lauch und Sojasprossen, unter Rühren gebraten (43)

Gans oder Ente, mit Kastanien gefüllt, gebraten; Feldsalat mit Limone-Mandelsauce (51)

Lachsscheiben gegrillt, mit Orangen-Mandelsauce (52) und frischem Dill; Selleriesalat mit Limone und Erdnußöl angemacht

Renkenfilet mit Mandel-Curry-Sauce (38); gedünstete grüne Erbsen

Karpfen gegrillt; Lauchgemüse

Stärketräger (Beilagen)

Buchweizen, geröstet und gekocht (1), mit Gomasio bestreut (27)

Chinesische Glasnudeln, gekocht

Maronen (Kastanien), gedämpft

Amaranth (10) mit Gomasio (27)

Vegetarische Hauptgerichte

Spiegeleier im Spinatnest, Buchweizen-Pfannkuchen (22)

Spargel mit Rührei (mit Sojamilch), gedämpfter Spinat

Buchweizen mit Karotten, Sellerie und Lauch gekocht (1), Gomasio (27)

verschiedene Tofu-Gerichte

Süßspeisen

Buchweizenpfannkuchen mit Honig (s. Frühstück)

frische Früchte (s. Rotationsplan), Fruchtsalat mit gerösteten, geriebenen Mandeln bestreut

Rhabarerkompott (69)

Mandelpudding (73)
Gebratene Bananen in Honig (77)
Mandeleis mit Vanille (81), Mandeleis mit Zimt (82)
Buchweizen-Mandelkekse (21)

Tag 3

Frühstück

Tee: Pfefferminztee, Lavendeltee
Haferflocken-Müsli mit Kuhmilch, getrockneten Pfirsi-
    chen und Birnen und Sonnenblumenkernen
Haferflocken-Porridge mit Rohrzucker oder Ursüße
Roggenknäcke mit Butter und Melasse
Müsli aus Reisflocken, mit Cashewnuß-Milch (24) und
    getrockneten Pfirsichen
Müsli aus gekochtem Reis
Cashewnuß-Reismehl-Pfannkuchen (23) mit Rohrzucker
    oder Melasse

Fleisch, Gemüse, Salat

Rindersteak mit grünem Pfeffer; Weiße Rüben mit Me-
    lasse geschmort (39)
Rindfleisch, gekocht, mit Sahne-Meerrettich; Kohlrabi,
    gedünstet
Kalbsherz, gegrillt oder gedünstet; Zucchini, gedünstet
    oder in Scheiben gebacken; Kopfsalat, mit Joghurt-
    Sauce (aus Kuhmilch, s. auch 53)
Gemüsesuppe mit Fleischbällchen (32)
Fleischpflanzl (Hamburger ohne Ei und Mehl, 32); Brok-
    koli gedünstet, mit zerlassener Butter
Rehbraten mit Rotkraut (40) und Preiselbeerkompott (76)
Scholle, in Butter (oder Sonnenblumenöl) gebraten; ge-
    dünsteter Chinakohl; oder Chicorée, in Butter gedün-
    stet (44)

Stärketräger (Beilagen)

Hafergrütze
Roggenschrotbrei, gekocht oder roh
Gerösteter, gekochter Reis (1)
Reis mit Cashewnüssen und Ingwer (2)
Topinambur, in Scheiben in Öl gebraten

Vegetarische Hauptgerichte

Milchreis mit Cashewnüssen, getrockneten Aprikosen
    oder Pfirsichen und Rohrzucker
Reis, mit Sonnenblumenkernen angeröstet und gekocht
    (1), Raddicchiosalat
Hafermehl-Pfannkuchen mit geriebenem Käse (aus Kuh-
    milch); Chicoréesalat

Süßspeisen

frische Früchte (s. Rotationsplan); Fruchtgelee (70)
Rote Grütze mit Perlsago (71)
süßer Milchreis mit Birnenkompott
Süße Reismehlkekse mit Cashewnuß oder Sonnenblu-
    menkernen (21)
Pfefferminz-Schnee (83)

Tag 4

Frühstück

Tee: Brennesseltee, Eisenkrauttee
Kartoffelmehl-Leinsamen-Kräcker (19) mit getrockneten
    Datteln, Feigen, Rosinen
Kartoffelmehl-Kokosflocken-Kräcker (19)
Avocado mit Zitronensaft
Kokos-Dattelbrot (84)

Fleisch, Fisch, Gemüse, Salat

Truthahnbraten, mit Zwiebeln und Tomaten im eigenen
    Saft geschmort; Peperonata (41)

Truthahnschnitzel, in Olivenöl gebraten oder gegrillt; Wintersalat »Multicolor« (57)

Taube, in Öl gebraten und im eigenen Saft geschmort; Mangoldgemüse

Gefüllte Paprikaschoten (mit Truthahnfleisch, 42)

Fisch im Papier (37); Tomatensalat mit Zitrone und Olivenöl

Herings-Kartoffel-Rote Bete-Salat, mit Essig und Olivenöl angemacht

Forelle Blau; Fenchel-Stangensellerie-Salat, mit Zitrone und Olivenöl

Fischsuppe »Vitaminbombe« (33)

Stärketräger (Beilagen)

Pellkartoffeln

in der Schale gebackene Kartoffeln

roh gebratene Kartoffelscheiben, Röschti aus grob geraffelten rohen Kartoffeln

Süßkartoffel-Scheiben, auf geöltem Backblech gebacken

Süßkartoffeln, gedämpft (wie Pellkartoffeln)

Mehlbananen-Scheibchen, in Öl gebraten

Vegetarische Hauptgerichte

Kartoffel-Pizza (45)

in der Schale gebackene Kartoffeln mit Guacamole (56)

Gefüllte Paprikaschoten, vegetarisch (42 c)

Linsenbrei; Rote-Bete-Salat (59)

Kichererbsen, gekocht, mit frischer Petersilie; Tomaten-Paprikasalat mit Zitrone oder Essig und Olivenöl

Süßspeisen

Wassermelone, gekühlt

Fruchtsalat

Kokos-Dattelbrot (84)

Kokoskugeln (89)

Rezepte

Wenn Sie bis hierher durchgehalten und überdies den Rotationsplan aufmerksam studiert haben, ist Ihnen sicher aufgegangen, wie viele Zutaten wir täglich verwenden. Fast könnte man meinen, ohne sie oder mit weniger überhaupt nicht kochen, geschweige denn leben zu können.

Leider sind das ausgerechnet die Nahrungsmittel, die den armen Allergikern am häufigsten zu schaffen machen:

Weizen (und andere Getreide), Kuhmilch (und -produkte), Eier, Zucker (bei uns meist Rübenzucker), Hefe (und alles, was Hefe enthält, z. B. Wein und Essig)

Sie dürfen, zumindest vorübergehend, nicht verwendet werden, wenn man eine »maskierte« Allergie demaskieren und testen will. Wenn sich dann das eine oder andere davon im Test als unverträglich erwiesen hat, muß es auf längere Zeit, in manchen Fällen für immer, weggelassen werden.

Die Frage ist nun:

Was nehmen anstatt ...?

Weizen und Weizenmehl: Das Kleber-Eiweiß (Gluten) bedingt die hervorragende Backfähigkeit. Wenn Sie gegen Weizen allergisch sind (nicht aber gegen Roggen und Hefe), probieren Sie ein reines *Roggen-Sauerteigbrot* (Rez. Nr. 11). Wenn alle glutenhaltigen Getreide für

Sie unverträglich sind, Mais aber verträglich, können Sie *glutenfreies Brot* und Mehlmischungen zum Selberbakken (aus Maismehl und Maisstärke, mit Hefe und Dikkungsmittel Guar- oder Johannisbrotkernmehl) im Reformhaus bekommen oder direkt beim Hersteller bestellen (Hammermühle, Maikammer, s. Adressenverzeichnis). Dort bekommen Sie auch *Kastanienmehl,* Maiswaffeln (ohne Hefe) und andere glutenfreie Produkte.

Alle anderen glutenfreien Brote zum Selberbacken bestehen aus Mehlmischungen (Sojamehl mit Reismehl oder Kartoffelmehl oder Maismehl).:

Glutenfreies Brot (mit Hefe): Rezepte Nr. 12, 13, 14, 15, 16

Glutenfreies Brot (ohne Hefe): Rezepte Nr. 17, 18

Achten Sie bei käuflichen glutenfreien Gebäcken auf Milch- oder Molkenzusätze und auf Zucker!

Im Rahmen der Rotations-Diät, solange Sie testen, sollten Sie verschiedene Stärketräger zunächst nicht vermischen, sondern in »reiner« Form essen. Dafür sind geeignet: Müsli, Vollkornbreie (roh oder gekocht). Bratlinge und selbstgebackene *Kräcker* oder *Plätzchen* aus allen möglichen Mehlen (Rezepte Nr. 19, 20, 21)

Pfannkuchen kann man aus verschiedenen Mehlsorten und gemahlenen Nüssen und Samen herstellen. (Rezepte Nr. 22, 23)

Kuhmilch: Mehr als die Hälfte der Menschen, die gegen Kuhmilch allergisch sind, können Ziegenmilch (und -produkte) und Schafmilch (und -produkte) vertragen. Also testen Sie, ob Sie dazugehören!

Ersatz für tierische Milch ist *Sojamilch* (testen!) und *Nußmilch* (aus fast allen Sorten von Nüssen und Samen selbst zu machen: Rez. Nr. 24). In Gebäck kann Milch oft durch Wasser ersetzt werden. Ersatz für Quark: Tofu (Sojaquark).

Eier: Eierallergie kann sehr dramatische Auswirkungen haben (bis zu schockähnlichen Zuständen). Die allergenen Stoffe stecken vor allem im Eiklar, weniger im Dotter. Wenn Sie die Möglichkeit haben, probieren Sie Eier anderer Geflügelarten, z. B. *Gänseeier.* *Enteneier* sollten nur gut gekocht oder gebacken verwendet werden, da sie manchmal mit Viren oder Salmonellen infiziert sind. *Perlhuhneier* sind äußerst delikat und möglicherweise für viele verträglich, die gegen Hühnerei allergisch sind. (Ich kenne sie aus meiner Kindheit, nach dem 2. Weltkrieg, als in meinem Heimatdorf alle Leute Perlhühner hielten, da »normale« Hühner der Dorfverwaltung gemeldet und die Eier zum Teil abgeliefert werden mußten. Perlhühner waren in den Amtsvorschriften nicht vorgesehen!) Tip an alternative Landwirte: halten Sie Perlhühner, Sie werden bei Allergikern sicher Absatz für die Eier finden!

Eier als Binde- und Triebmittel können in Gebäck (teilweise) ersetzt werden durch: *Vollsojamehl* (1 gehäufter EL = 1 Ei),

oder: 2 EL Wasser + 2 TL Backpulver (s. u.) = 1 Ei

oder: 2 EL Wasser + 1 EL Öl + 2 TL Backpulver = 1 Ei

oder: 1 gehäufter TL *Pektinpulver* (Apfel- oder Zitruspektin) = 1 Ei

(pektinhaltige Geliermittel, wie Opekta oder Gelfix, sind leider nicht geeignet, da sie Traubenzucker und Zitronensäure enthalten. Reines Pektinpulver kann Ihnen u. U. Ihr Apotheker besorgen!)

Das Pektinpulver muß gut mit dem *trockenen* Mehl vermischt werden.

In Pfannkuchen kann Ei teilweise durch *Nußmilch* oder Nußsahne (Rez. Nr. 24), oder durch Vollsojamehl ersetzt werden.

Zucker kann durch die im Rotationsplan vorgesehenen Süßungsmittel ersetzt werden (s. S. 113).

Hefe: Wenn Sie gegen Hefe allergisch sind, sollten Sie nur mit *Backpulver* hergestellte Gebäcke essen. Käufliche Backpulver enthalten Phosphat (dagegen sind viele hyperaktive Kinder empfindlich; s. Adresse der Phosphatliga im Adressenverzeichnis!) und Maisstärke. Sie können leicht und billig selbst Backpulver herstellen, das sehr gut verträglich ist.

Für 1 Teelöffel käufliches Backpulver nehmen Sie:
1 Teelöffel Weinstein (aus der Apotheke) + $\frac{1}{2}$ Teelöffel Speisesoda (Kaiser-Natron).

Wenn Sie kochsalzempfindlich sind oder eine natriumarme Diät halten müssen, ersetzen Sie die Speisesoda durch Kaliumbikarbonat ($KHCO_3$).

Sie können diese Backpulver auf Vorrat herstellen und etwa 50 g Weinstein plus 25 g Speisesoda oder Kaliumbikarbonat, mit 100 g Reismehl, Kartoffelmehl oder Pfeilwurzelmehl vermischt, gut verschlossen aufbewahren. Von dieser Mischung müssen Sie dann mindestens 3 Teelöffel für 1 Teelöffel käufliches Backpulver nehmen.

Essig: Am meisten werden Sie Essig als Säuerungsmittel für Salatsaucen vermissen. Wenn Sie gegen Trauben, nicht aber gegen Hefe allergisch sind, nehmen Sie *Apfelessig.*

Wenn Sie Zitrusfrüchte vertragen, nehmen Sie *Zitronen-* oder *Limonensaft* oder andere saure, ungesüßte Fruchtsäfte (Preiselbeersaft, Sanddornsaft, Saft von Saftorangen, Grapefruit usw.).

Besonders delikat sind *pürierte frische Früchte* (Apfel, Ananas) mit Zusatz von Vitamin C (Ascorbinsäure aus der Apotheke), wenn verträglich.

Auch Ascorbinsäure allein (1 Msp auf 1 EL Wasser) kann man als Grundlage einer Salatsauce nehmen. (Rezepte Nr. 47 bis 52)

Kochsalz sollte bei Bluthochdruck eingeschränkt und durch natriumarmes Diätsalz ersetzt werden. Man kann es auch teilweise durch *Kaliumchlorid* aus der Apotheke ersetzen. (Nur ganz sparsam verwenden!) Kaliumchlorid wirkt stark entwässernd.

Im übrigen leiden viele Menschen mit Nahrungsmittel-Allergien unter zu niedrigem Blutdruck und ausgesprochenem Energiemangel. Eine kochsalzarme Diät verschlimmert diesen Zustand!

Körner aller Arten

Getreide und andere Körnerfrüchte bilden seit etwa fünftausend Jahren das Haupt- und Grundnahrungsmittel der ackerbauenden Völker der Erde. Sie enthalten Stärke, Proteine, hochwertige Keimöle, Vitamine und Mineralien und reichlich Rohfaser (Ballaststoffe). Sie scheinen geradezu »maßgeschneidert« zu sein für die menschliche Ernährung. Das trifft auch zu, solange nicht Allergie (und andere Formen der Unverträglichkeit, z.B. Zöliakie) einen Strich durch die Rechnung machen. Gerade weil wir unsere Grundnahrungsmittel täglich verzehren, sind Allergien dagegen so überaus häufig! In Europa findet man selten Allergie gegen Reis, aber ein Klinischer Ökologe diagnostizierte bei seinen Patienten auf Taiwan zahlreiche allergische Reaktionen gegen Reis und Sojabohnen. Wenn das Gewohnte (z.B. Weizen) sich als unverträglich erweist, muß man eben auf das Ungewöhnliche ausweichen! Testen Sie in diesem Fall die im Rotationsplan angegebenen Körnerfrüchte und anderen Stärketräger einzeln, so daß Sie eine gute Auswahl für Ihren individuellen Speisezettel bekommen.

Leider muß ich nun etwas sagen, das die Müsli-Fans angeht: Vollkornprodukte (vor allem, wenn sie roh verzehrt

werden) enthalten nicht nur die oben aufgezählten Inhaltsstoffe, sondern auch die als Allergene wirksamen
Substanzen (arteigene Eiweiße und andere Stoffe, und
die in der Schale sitzenden Schimmelpilze) in konzen-
trierter und hochaktiver Form. (Ich weiß von Patienten,
die zwar kein Vollkorn-Schrotbrot oder Müsli, wohl aber
echtes französisches Weißbrot vertragen!)
Zahlreiche »körnerempfindliche« Patienten haben beobachtet, daß sie bestimmte Getreide (und andere Körnerfrüchte und Samen) besser vertragen, wenn diese vor
der Zubereitung leicht angeröstet werden (entweder
trocken auf dem Backblech, oder in etwas heißem Öl in
der Pfanne.) Dadurch werden offenbar verschiedene
allergene Stoffe zerstört oder verändert; teilweise ver-
flüchtigen sich auch Pestizidrückstände beim Erhitzen.
Durch das Anrösten vor dem Kochen werden Reis, Hirse
und Buchweizen außerdem schmackhafter und lassen
sich mühelos körnig kochen.

Gerösteter Reis (Buchweizen, Hirse)
(Grundrezept)

1 Tasse Reis   *1 bis 2 EL Öl*
(Buchweizen, Hirse)   *$^1/_2$ TL Meersalz*
2 Tassen Wasser

Öl in einem weiten Topf erhitzen, die trockenen Körner
dazugeben und bei mittlerer Hitze unter dauerndem
Rühren möglichst gleichmäßig hellgelb anrösten. Salz
dazugeben, etwas abkühlen lassen. Dann 2 Tassen kaltes
Wasser aufgießen, Deckel schließen und bei schwacher
Mittelhitze ausquellen lassen (weißer Reis ca. 20 Min.,
Vollreis, Buchweizen und Hirse 30 bis 40 Min.).

Kalte Reste dieser Körnergerichte eignen sich hervorragend als Müsli-Grundlage!
Auch Weizen, Dinkel, Roggen, Hafer und Rollgerste können auf diese Methode zubereitet werden, sie haben eine etwas längere Kochzeit.

Das Grundrezept können Sie variieren, indem Sie mit den Körnern zusammen kleingeschnittenes Gemuse (z. B. Zwiebeln und Karotten) oder Nüsse, Mandeln, Sonnenblumenkerne usw. anrösten. Geben Sie diese Zutaten erst in den Topf, wenn die Körner schon fast fertiggeröstet sind!

Reis mit Cashewnüssen und Ingwer

Am besten geeignet für dieses exotische Rezept ist der indische Basumati-Reis (weißer Langkornreis), der in Kaschmir angebaut wird, doch man kann jeden weißen oder braunen Langkornreis verwenden.
Zusätzlich zum Grundrezept brauchen Sie:

*3 EL grobgehackte
Cashewnüsse
1 kleines Glied frischen
Ingwer, in feine
Streifen geschnitten*

*evtl. 2 bis 3 EL Rosinen
oder kleingeschnittene
getrocknete Aprikosen
oder Pfirsiche*

Wenn der Reis fast fertiggeröstet ist, die Cashewnüsse und den Ingwer dazugeben, kurz mitbraten. Vor dem Aufgießen mit Wasser die Trockenfrüchte dazugeben, garen.

Paella ③

Dies ist das wohl bekannteste Reisgericht der spanischen Küche. Original wird es in großen Eisenpfannen über offenem Feuer im Freien zubereitet und enthält eine Fülle von Zutaten: verschiedene Fleisch- und Fischsorten und frische »Meeresfrüchte« — Langusten, Krabben, Muscheln. Die Version, die man in einer mitteleuropäischen Kochnische herstellen kann, ist leider nur ein schwacher Abglanz der mediterranen Köstlichkeit. Versuchen Sie es trotzdem!

Für 4 Personen brauchen Sie:

2 Tassen Langkornreis
ca. 300 g Fischfilet
500 g frische Muscheln
oder ca. 100 g Muschel-
Konserve (in Salzwasser)
100 g Krabben (am besten
tiefgekühlt)
evtl. 250 g Schweine-
fleisch, Kaninchen
oder in Portionen
zerteiltes Hühnchen
2 Zwiebeln, feingehackt

4 Knoblauchzehen,
zerdrückt
1 rote und 1 grüne
Paprikaschote, in
Streifen geschnitten
einige schwarze Oliven
Safran (oder, weniger
teuer: 1/2 TL Gelb-
wurzelpulver)
Pfeffer
Salz
Olivenöl

In einer großen Bratpfanne so viel Öl erhitzen, daß der Boden bedeckt ist. Zwiebeln und Knoblauch anbraten, Paprika dazugeben, Fleisch in kleinen Stücken anbräunen und garen, dann aus der Pfanne nehmen und warmstellen. In der Pfanne Fischfilet, Muscheln und Krabben kurz schmoren, ebenfalls herausnehmen. In der öligen Sauce den trockenen Reis auf kleiner Hitze unter Wenden anschmoren, Pfeffer, Salz und Safran (bzw. Gelbwurzelpulver) zugeben, mit heißem Wasser aufgießen, bis der Reis reichlich bedeckt ist, und bei geringer Hitze offen garen. Zuletzt die geschmorte Gemüsesauce unterheben, die Fleischstücke und alles übrige dekorativ auf dem Reis verteilen. Dazu wird in Spanien knackig frischer Salat gegessen.

Hirse mit Nüssen

Hirse hat einen starken, nußartigen Eigengeschmack, der durch gehackte Hasel- oder Walnüsse (leicht angeröstet) noch betont wird.
Pro Person brauchen Sie:

½ bis 1 Tasse Hirse　　　　*Salz*
(je nachdem, ob Beilage　　 *etwa 2 EL angeröstete,*
oder Hauptgericht)　　　　　*grobgehackte Hasel-*
1 bis 2 Tassen Wasser　　　 *oder Walnüsse*
(oder selbstgemachte　　　　*oder Nußsalz (s. Rez. 28)*
Gemüsebrühe, s. Rez. 46)

Rösten Sie die Hirse auf trockenem Backblech ca. 10 Min. bei Mittelhitze an oder verwenden Sie sie ungeröstet. Mit Wasser oder Brühe stark ankochen, dann bei geringer Hitze etwa 1 Stunde ausquellen lassen (bei geschlossenem Deckel und ohne umzurühren).
Die Nüsse oder das Nußsalz vor dem Auftragen überstreuen oder untermischen. Wenn verträglich, kann der Hirsebrei mit geriebenem Schaf- oder Ziegen-Hartkäse oder mit Flocken von Feta bestreut und in der Röhre überbacken werden.

Polenta (5)

Der goldgelbe Maisbrei ist eine Art Nationalspeise in vielen Gegenden Italiens. In Rumänien heißt die dortige Spielart »Mamaliga«. Er ist Hauptgericht, oder ist Beilage zu Fleisch- und Gemüsespeisen. Man kann Polenta aus gelbem Maismehl oder feinem Polentagrieß oder sogar grobem Maisgrieß (Kukuruz: für meinen Geschmack der beste!) zubereiten, mit Wasser oder mit halb Wasser, halb Milch (bzw. Milchersatz).
Grundrezept für 4 Personen:

200 bis 250 g Maismehl oder -grieß (je nach gewünschter Steifheit)	*1 l kochendes, leicht gesalzenes Wasser evtl. 1—3 EL Butter*

Grieß oder Mehl in dünnem Strahl unter ständigem Rühren (Schneebesen) in das sprudelnd kochende Wasser laufen lassen, kräftig durchrühren und auf schwacher Hitze unter öfterem Rühren quellen lassen. (Vorsicht! Brodelnde Polenta benimmt sich manchmal wie ein Schlammvulkan!) Nach ca. 20 Min. die Masse in eine mit Öl ausgepinselte Schüssel gießen, etwas abkühlen lassen, wenn verträglich und gewünscht, vor dem Umgießen Butter unterziehen (je mehr, desto besser schmeckt die Polenta!) Auch geriebener Käse schmeckt dazu hervorragend! Die Polenta kann heiß ausgelöffelt oder etwas abgekühlt in fingerdicke Scheiben geschnitten werden. Diese Scheiben können Sie auch zum Frühstück als Brotersatz verwenden, zum Beispiel gegrillt oder in der Pfanne von beiden Seiten goldbraun angebraten und mit Sirup oder Honig beträufelt, oder mit Nuß oder Sesamsalz bestreut.

Polenta mit Wirsing (6)

Etwa 500 g Wirsing fein schneiden, ins kochende Wasser geben und anschließend Maisgrieß einstreuen. Mit etwas Kümmel und/oder Muskatnuß würzen.

Polenta mit Karotten (7)

300 g Karotten nicht zu fein raffeln, in Öl andünsten, mit 1 l Salzwasser oder (selbstgemachter) Fleischbrühe aufgießen. In die kochende Brühe Grieß einlaufen und ausquellen lassen.

Polenta mit Speck (8)

Falls Sie Schweinefleisch und Geräuchertes vertragen, und falls Sie einen Bauern oder Dorfmetzger kennen, der noch einen echten kaltgeräucherten Schinkenspeck herstellt (fast aller Schinken, den Sie zu kaufen bekommen, ist heiß- und schnellgeräuchert oder gar nur mit chemischem Raucharoma imprägniert!), dann probieren Sie diese deftige Version:

Grundrezept, plus 200 g durchwachsener feingewürfelter Speck, 1 gehackte Zwiebel.

Den Speck anbraten, die Zwiebel darin glasig dünsten, Salzwasser (oder Fleischbrühe) dazugeben. In die kochende Brühe Grieß einlaufen und ausquellen lassen.

Tortillas (9)

Sie gehören zur mexikanischen Küche wie Knödel zur bayrischen. Ihre Zutaten sind Maismehl, Salz und Wasser — und ein bißchen Geschicklichkeit und Übung. Wenn Sie sich die Mühe sparen wollen, bekommen Sie Tortillas in einem mexikanischen Restaurant (achten Sie darauf, daß es auch Weizentortillas gibt!), oder in Spezialgeschäften, zumeist in Dosen. Am besten schmecken sie selbstgemacht!
Für 10 bis 12 Stück brauchen Sie:

175 g gelbes Maismehl   *¼ l kochendes Wasser*
1 TL Salz

Das Mehl mit dem Salz mischen, das kochende Wasser dazugeben und kräftig durchrühren. Wenn die Masse etwas abgekühlt ist, durchkneten: Sie sollte fest-elastisch und formbar sein und nicht mehr an den Fingern kleben. Wenn der Teig noch nicht zusammenhält, in eine feuerfeste Form ausbreiten und kurz in der Backröhre erhitzen.
Das Ausrollen ist etwas trickreich: am besten geht es auf einem trockenen und leicht mehlbestäubten Pergamentpapier in Portionen von der Größe eines Pingpongballs, mit einem mehlbestäubten Nudelholz. Der dünn (2 bis 3 mm) ausgerollte Teig wird rund ausgeschnitten oder ausgestochen, zu Kreisen von 12 bis 15 cm Durchmesser (fangen Sie lieber klein an, um Enttäuschungen zu vermeiden!) und vom Pergamentpapier abgezogen. Man stapelt die feuchten Tortillas mit trockenem Pergamentpapier dazwischen. In einem geschlossenen Gefäß kann man die vorbereiteten Tortillas auch einige Stunden aufbewahren.
Zum Backen erhitzt man eine eiserne oder emaillierte

Pfanne nicht zu stark. Darin jede Tortilla (ohne Fett!) auf jeder Seite ca. 2 Min. backen, bis sie sich stellenweise leicht bräunt. In der Backröhre bei schwacher Hitze bis zum Auftragen warmhalten. Ganz frisch vom Herd schmecken Tortillas am besten!

In kleine Dreiecke geschnittene rohe Tortillas kann man schwimmend in Fett backen und erhält »Tortilla-Chips« zum Knabbern.

Amaranth

Der »Inkaweizen« *(Amaranthus caudatus)* war in vergangenen Jahrhunderten die wichtigste Brotfrucht in den Anden. Er ist kein Getreide, sondern ein Fuchsschwanzgewächs. In den letzten Jahren wird er zunehmend wieder angebaut und ist bei uns gelegentlich in Bioläden zu bekommen (oder zu bestellen). Die kleinen Samenkörner sind reich an Stärke und Proteinen und besonders reich an Eisen. Man kann sie rösten und mahlen, oder in geschlossenem Topf (ohne Fett) erhitzen zu »Mini-Popcorn«. In Wasser gekocht, quellen sie stark auf und ergeben einen nußartig schmeckenden, etwas gallertigen Brei. Die Gallerte ist wertvolle Rohfaser; sie besteht aus pektinähnlichen Stoffen. Man kann Amaranth ganz oder gemahlen allen Arten von Gebäck zusetzen, oder aus dem Mehl allein Crackers, Pfannkuchen oder Fladen backen.

Grundrezept für Amaranth (gekocht):

1 Tasse Amaranth   3 Tassen Wasser

Kaltes Wasser und Amaranth zum Kochen bringen, dann bei schwacher Hitze und geschlossenem Deckel ca. 25 Min. ausquellen lassen. Mit Nuß- oder Sesamsalz bestreuen.

Statt Brötchen

Sollte Weizen für Sie unverträglich sein, müssen Sie sich nach Ersatz fürs Frühstücksbrötchen umsehen.

Falls Sie Roggen und Hefe vertragen, probieren Sie ein reines

Roggen-Sauerteigbrot (11)

Roggenmehl muß gesäuert werden, um aufzugehen. Dazu brauchen Sie fertiges Sauerteigferment, oder Sie setzen Ihren Sauerteig selber an. Das Wichtigste beim Sauerteig ist gleichmäßige Wärme zwischen 25 und 30°C. (In alten Bauernhäusern gab es dafür den Kachelofen!) An der Sauerteiggärung sind Milchsäurebakterien und Hefen beteiligt. Wenn der Sauerteig zu kalt steht, entwickeln sich Essigbakterien und geben dem Brot einen stechend sauren Geschmack.

Ohne Kachelofen können Sie gleichmäßige Wärme mit Hilfe eines Aquarium-Heizstabs in einer Plastikwanne mit Wasser erzeugen. Decken Sie die Wanne mit mehreren Tüchern zu, während der Teig aufgeht. Als Backform nehmen Sie am besten eine Kastenform; die Plastikwanne mit dem Wasserbad sollte nur so groß sein, daß die Kastenform rundum von etwa 5 cm Wasser umgeben ist und genügend Wasser unter dem Boden für den Heizstab vorhanden ist. (Sie brauchen ein Drahtgestell o.ä., worauf Sie die Kastenform stellen; sie sollte so tief wie möglich im Wasser stehen.)

Sauerteig-Ansatz selbstgemacht

Verrühren Sie 100 g Roggenmehl Type 1370 (feingemahlen) mit so viel lauwarmem Wasser, daß ein sämiger Brei entsteht. Geben Sie 2 EL Sauermilch oder Buttermilch-Molke und 1 TL gemahlenen Kümmel hinein, decken das Gefäß gut zu (Tuch, Pergamentpapier) und lassen es drei Tage lang bei 30 bis 35°C gären. Zuletzt sollte der Ansatz angenehm säuerlich riechen und stark gären. Verrühren Sie ihn mit 150 Gramm Roggenmehl und weiterem lauwarmen Wasser zu einem geschmeidigen Brei, den Sie nochmals über Nacht bei 30 bis 35° gehen lassen. Jetzt können Sie ihn zum Backen verwenden.

Roggen-Landbrot

Verrühren Sie den angesetzten Sauerteig mit 1000 g Roggenmehl Type 1370 und ca. $\frac{1}{2}$ l warmem Wasser, 2 gestrichenen EL Salz und, wenn gewünscht, je 1 EL gemahlenem Koriander, Kümmel und Anis. Den Teig gut durchkneten, zwei Stunden bei 25 bis 30° gehenlassen. Dann nochmals stark mit den Händen durchkneten, bis der Teig geschmeidig ist und nicht mehr klebt (evtl. Mehl zugeben!). Einen kleinen Teigkloß als Ansatz fürs nächste Brotbacken in einem Schraubglas im Kühlschrank aufbewahren!

In Kastenform drücken, nochmals 2 bis 4 Stunden in der Wärme gehenlassen (bis sich das Volumen fast verdoppelt hat). Bei 225° eine knappe Stunde backen.

Maismehl-Brot (12)

Nehmen Sie dazu die fertige Backmischung aus dem Reformhaus (z. B. Fa. Hammermühle). Diese enthält helles Maismehl und Maisstärke und ein Dickungsmittel (Johannisbrotkernmehl). Im Rezept auf der Packung sind Ei und Milch angegeben; Sie können ohne weiteres Wasser nehmen und das Ei weglassen.

Von derselben Firma gibt es Kastanienmehl. Ersetzen Sie einen Teil der Backmischung (ca. $\frac{1}{4}$) mit diesem, dann bekommen Sie ein

Mais-Kastanien-Brot (13)

Dieses gibt es auch fertig in manchen Reformhäusern zu kaufen.

Aus denselben Teigen können Sie auch *Brötchen* bakken. Da die glutenfreien Teige nicht fest, sondern ziemlich flüssig sind (etwa wie Kuchenteig), brauchen Sie kleine Formen zum Brötchenbacken.

Reis-Kartoffelmehl-Brot (14)

Da dieses Brot nicht sehr aufgeht, backen Sie nur kleine Mengen Teig, den Sie nicht höher als 3 bis 4 cm in eine kleine gefettete Kastenform einfüllen. Für ein Brot von ca. 450 g brauchen Sie:

100 g Kartoffelmehl
(Kartoffelstärke)
100 g Vollreis-Mehl
(feingemahlen)
20 g Butter oder
Pflanzenmargarine
(oder kaltgepreßtes Öl)

1 TL Salz
knapp 200 ml warmes
Wasser
ca. 5 g Trockenhefe
oder 10 g frische Hefe
1 geh. TL Zucker
(z. B. Fruchtzucker)

Die Hefe mit dem Zucker und ca. 100 ml warmem Wasser ansetzen, warmhalten. Die Mehle mit dem Salz und der kleingeschnittenen Margarine oder Butter gut durchbröseln, dann den Hefeansatz und so viel warmes Wasser kräftig darunterrühren, daß eine cremige Masse entsteht. Diese in die gefettete Form einfüllen, am warmen Ort aufgehen lassen (ca. 30 Min.). Bei 230°C etwa 30 Min. backen. Dieses Brot ist innen ziemlich »schaumgummiartig«; es schmeckt am besten getoastet.

Helles Mischbrot (15)

Für ein kleines Brot von ca. 450 g brauchen Sie:

125 g Kartoffelmehl
50 g Vollsojamehl
85 g helles, feines
Maismehl
20 g gemahlene Mandeln
1 EL Pektinpulver
1 TL Fruchtzucker

1 TL Salz
2 EL kaltgepreßtes Öl
(z. B. Sonnenblumenöl)
250 ml warmes Wasser
2 schwach geh. TL
Trockenhefe

Die Hefe mit dem Zucker und 100 ml warmem Wasser ansetzen. Alle anderen Zutaten trocken in einer Schüssel vermischen, die angesetzte Hefe und den Rest des Wassers darunterrühren und mit dem Schneebesen oder Handmixer zu cremiger Konsistenz schlagen (evtl. Wasser zugeben, wenn zu trocken). In gefettete Kastenform füllen, ca. 30 Min. in der Wärme zugedeckt gehen lassen, ca. 40 Min. bei 225° backen.

Sesam-Brötchen (mit Ei) ⑯

Für 8 kleine Brötchen brauchen Sie:

60 g Kartoffelmehl	*1 TL Salz*
60 g Reismehl	*2 TL Trockenhefe*
60 g Vollsojamehl	*1 TL Fruchtzucker*
1 Ei	*150 ml lauwarmes Wasser*
15 g Pflanzenmargarine	*Sesamsamen*

Die Hefe mit Zucker und 100 ml warmem Wasser ansetzen. Die übrigen Zutaten zusammenmischen, die Hefe und das restliche Wasser dazugeben, kräftig zu cremiger Konsistenz rühren. Den Teig etwas in der Wärme gehenlassen, in 8 gefettete Förmchen verteilen, mit Sesam bestreuen, in der Wärme ca. 30 Min. aufgehen lassen. Bei 225° ca. 15 Min. backen.

Glutenfreie Brote ohne Hefe

Maisbrot ⑰

Nehmen Sie die gleiche glutenfreie Backmischung der Fa. Hammermühle wie in Rezept Nr. 12, aber ersetzen

Sie die Hefe durch 2 geh. TL selbstgemachtes Backpulver (s. S. 152). Das Brot geht besser auf, wenn Sie statt Wasser Milch oder Sojamilch nehmen (falls verträglich).

Helles Mischbrot

Dieses Brot muß bald verbraucht werden, denn es trocknet schnell aus und wird bröselig.
Für ein kleines Brot von ca. 450 g brauchen Sie:

125 g Kartoffelmehl
50 g Vollsojamehl
85 g helles Maismehl
20 g gemahlene Mandeln
1 EL Pektinpulver
2 EL kaltgepreßtes Öl

2 geh. TL selbstgemachtes
Backpulver
150 ml Milch oder
Sojamilch
1 TL Salz

Die trockenen Zutaten gut durchmischen, das Öl und die Milch (Sojamilch) daruntermischen, kräftig rühren, Teig ist steifer als glutenfreier Hefeteig!, kneten.
In gefetteter Kastenform ca. 30 Min. bei 225° backen.

Kräcker und Kekse

Diese kann man aus fast allen Mehlsorten backen. Sie eignen sich sehr gut für eine strenge Rotations-Diät, denn man kann jeweils eine einzelne Mehlsorte verwenden und die Kräcker auf Vorrat backen. Gut zum Hungerstillen für unterwegs, in der Schule, im Büro!

Grundrezept: ⑲

2 Tassen Mehl (Weizen, Gerste, Hirse, Mais, Buchweizen, Hafer, Roggen, Reis, Tapioka, Amaranthmehl, Kartoffelmehl, Kastanienmehl)
1 Tasse = 200 ml
oder:
1 Tasse Mehl (s. o.)
1 Tasse gemahlene Nüsse, Mandeln, Samen, dem Rotationsplan entsprechend

1 TL Weinstein
1 TL Speisesoda
1 TL Salz
$^1/_3$ Tasse (70 ml oder ca. 10 EL) kaltgepreßtes Öl oder zerlassenes festes Fett (dem Rotationsplan entsprechend)
ca. 70 ml kaltes Wasser, oder Milch (Sojamilch, Nußmilch), bei Bedarf mehr

Mehl, Backpulver, Salz gut mischen, Öl (Fett) einrühren, Wasser (Milch) langsam und nach Bedarf einrühren, zu festem Teig kneten. Eine halbe Stunde ruhen lassen, dann auf bemehlter Unterlage ca. $^1/_2$ cm dick ausrollen, in Quadrate schneiden, Oberseite mit Gabel einstechen. Bei Mittelhitze backen, bis Kräcker leicht hellbraun (je nach Mehl etwas verschieden).

Käse-Kräcker ⑳

Dem Mehl $^1/_3$ Tasse geriebenen Hartkäse zugeben. Sonst wie oben.

Süße Kekse ㉑

Dem Grundrezept nach Geschmack Süßungsmittel zugeben (z. B. $^1/_3$ Tasse Sirup oder Honig), dafür weniger Salz und Wasser nehmen.

Der gleiche Teig kann als *Pizzaboden* (ungesüßt) oder als *Kuchenboden* (gesüßt) in einer Springform gebacken werden.

Pfannkuchen

sind ein guter Ersatz fürs Frühstücksbrötchen.
Wenn Sie Eier und Milch vertragen, können Sie jedes Mehl anstelle von Weizenmehl nehmen (besonders lekker, wenn verträglich: Buchweizen-Pfannkuchen).
Wenn Sie Ei, aber keine Milch vertragen, nehmen Sie dafür Sojamilch oder eine Nußmilch.
Etwas trickreich wird die Angelegenheit, wenn Eier unverträglich sind. Aber auch da gibt es Lösungen:

Buchweizenpfannkuchen ohne Ei und Milch ㉒

1 Tasse Buchweizenmehl	*oder zerlassene*
1 TL Weinstein	*Pflanzenmargarine*
½ TL Speisesoda	*kochendes Wasser*
4 EL kaltgepreßtes Öl	*1 gestr. TL Salz*

Mehl, Salz und Backpulver gut vermischen, das Öl oder Fett darunterrühren.
Langsam kochendes Wasser unter ständigem Rühren zugeben, bis ein geschmeidiger Teig entstanden ist, der langsam vom Löffel fließt. In heißem Öl oder Fett bakken. Dieses Rezept kann auch mit *Reismehl, Hirsemehl, Hafermehl* zubereitet werden.

Cashewnuß-Reismehl-Pfannkuchen

Für 1 kleinen Pfannkuchen (Frühstücksportion) brauchen Sie:

50 g Cashewnüsse,	*1 geh. EL Vollreismehl*
mit 150 ml Wasser	*1 TL Öl*
1 Min. auf höchster Stufe	*Prise Salz*
gemixt	

Alle Zutaten zu dickflüssigem Teig vermischen, in heißem Öl oder Fett auf beiden Seiten backen.

Nüsse und Samen

Nüsse und Samen können, falls verträglich, Ihren Speisezettel außerordentlich bereichern. Sie sind reich an Vitaminen der B-Gruppe, Vitamin E, hochwertigen Ölen und Protein. Man kann in manchen Rezepten Milch oder Ei mit ihnen ersetzen. Wenn man sie in der Pfanne oder auf dem Backblech leicht anröstet, wird der Geschmack noch delikater; für viele werden sie dadurch besser verträglich.

Grundrezept für Nußmilch und Mandelmilch (Nußsahne und Mandelsahne)

50 g Nüsse	*Sonnenblumenkerne,*
(Cashewnüsse, Erdnüsse,	*Kokosraspeln)*
Haselnüsse, Walnüsse,	*roh oder leicht geröstet,*
ungeschälte oder	*150 ml Wasser*
abgezogene Mandeln,	*(bei Bedarf etwas mehr)*

Im Mixer auf höchster Stufe 1 Min. pürieren. Das Ergebnis ist eine Nuß- oder Mandelsahne. Auf das doppelte oder dreifache Volumen verdünnt, ergibt das Nußmilch oder Mandelmilch. Die »klassische« Mandelmilch wird aus abgezogenen, ungerösteten Mandeln gemacht; sie sieht aus wie Milch und kann, durch ein feines Sieb gestrichen, wie Milch verwendet werden (z. B. in Gebäcken und Puddings, zum Müsli, auch im Kaffee!). Kinder lieben sie.

Nougatsahne ㉕

Aus gerösteten Haselnüssen hergestellte Nußsahne und Nußmilch hat Nougatgeschmack. Daraus kann man Puddings und Eis bereiten (s. Süßspeisen S. 212 ff.).

Geröstete Salznüsse und Salzmandeln ㉖

Haselnüsse, Walnüsse, Cashewnüsse, Sonnenblumenkerne oder abgezogene Mandeln auf dem Backblech rösten, bis sie zart gelb sind bzw. sich schälen (bei Mittelhitze ca. 10 bis 15 Min.; häufig durchrühren), dann noch heiß mit Meersalz bestreuen.

Gomasio (Sesamsalz) ㉗

Es ist eine sehr wertvolle Anleihe aus der makrobiotischen Küche, reich an Proteinen, Kalzium, Eisen und B-Vitaminen. Sein appetitanregendes Aroma (es erinnert an einen knusprigen Gänsebraten; Vegetarier, verzeih mir!) kann etwas langweilige gedünstete Gemüse zur Delikatesse machen. Streuen Sie es beispielsweise an-

stelle von gerösteten Semmelbröseln über gedünsteten Blumenkohl, Brokkoli, Spinat, Karotten usw., oder auf Spiegelei und Rührei. Wichtig für Vegetarier: Wenn Sie Sesam mit Hülsenfrüchten (Bohnen, Erbsen, Linsen) in einer Mahlzeit kombinieren, ergänzen sich die Proteine zu hochwertigem Eiweiß.
Zutaten:

1 Tasse Sesamsamen   *1 gestr. TL Meersalz*
(hell) = 120 g

Zusammen in Pfanne oder auf Backblech anrösten, bis Sesam goldgelb ist und sich der charakteristische Duft entwickelt. Häufig umrühren! Nach dem Abkühlen mahlen (im Mixer; besser ist eine billige elektrische Kaffeemühle, die man sich nur für Sesam- und Nußsalz hält). Gomasio hält sich, gut verschlossen und kühl aufbewahrt, sehr gut. In Bioläden fertig gekauftes habe ich oft ungenießbar gefunden: es war nicht genügend geröstet und zudem überlagert und schmeckte bitter und ranzig. Lassen Sie sich davon nicht abschrecken, machen Sie selbst welches, am besten gleich die doppelte oder dreifache Menge, denn es findet reißenden Absatz, auch bei Kindern!

Nußsalz ㉘

können Sie aus Nüssen und Samen (Haselnuß, Walnuß, Cashewnuß, Mandeln, Sonnenblumen- und Kürbiskernen) mit derselben Methode herstellen. Jede Sorte entwickelt ihr eigenes, apartes Aroma.

entsteht, wenn feingemahlene Nüsse oder Samen mit etwas Öl verrührt werden. Nußmuse aller Arten gibt es in Reformhaus und Bioladen zu kaufen. Am bekanntesten ist Tahini aus Sesam. Alle Nußmuse sind, entweder allein oder mit Honig, Sirup, Melasse verrührt ein sehr guter Brotaufstrich anstelle von Butter und Marmelade.

Lob der Suppe

Wenn es die Suppe nicht gäbe — für Allergiker und alle, die schlank werden wollen, ohne Hunger zu leiden, müßte man sie erfinden!

Die Basis einer guten Suppe kann Fleisch oder Fisch sein, oder — rein vegetarisch — ein oder mehrere Gemüse, Bohnen oder Körner aller Art.

Fast alle Gemüse kann man zu Suppe verarbeiten. Ich denke dabei nicht an die »Gemüsecremesuppen« aus Dosen oder Tüten, die fast alle Weizenmehl, Glutamat, Konservierungsmittel enthalten. Sie sind im Handumdrehen servierfertig; in »Heimarbeit« hergestellt verschlingen sie jedoch Stunden an Arbeitszeit. Einfacher herzustellen und viel lustiger ist ein buntes »Gemüse-Gemisch« mit Fleisch- oder Fischeinlage, oder, vegetarisch, mit Bohnenkernen und allen möglichen Körnern angereichert. Vor dem Auftragen noch etwas frischen Knoblauch und reichlich gehackte frische Kräuter (Verträglichkeit immer vorausgesetzt) dazugeben: das ist nicht nur Nahrung, sondern Medizin!

Wenn Sie dem Rotationsplan folgen, können Sie jeden Tag der Woche eine andere Suppe kreieren.

Suppen haben viele Vorteile: Sie machen wohlig warm an kalten Tagen und beleben in der Sommerhitze, da sie voll von Mineralien stecken, die Sie durch Schwitzen verlieren. Gleichzeitig ist für Flüssigkeitszufuhr gesorgt (die bei den meisten sowieso zu gering ist), und Ihre Nieren werden es Ihnen danken. Sie können eine prächtige Suppe außerdem ganz kalorienarm gestalten und trotzdem satt werden. Machen Sie folgendes Gedankenexperiment: Wenn Sie dieselben Mengen verschiedener Nahrungsmittel, die in einem Suppentopf schwimmen, einzeln in einem halben Dutzend Töpfen und Pfannen zubereiten und als Portionen servieren, werden Sie lange Gesichter sehen! Denn die Portiönchen sind so winzig wie in sehr teuren Restaurants.

Eine Suppe ist überdies die unauffälligste und eleganteste Form der Resteverwertung: Ein kalter Bratenrest, schon etwas ausgetrocknet, drei übriggebliebene Pellkartoffeln oder ein Häufchen gekochter Reis vom letzten Mal, und eine einsame Zwiebel können die Ursache schwerster kulinarischer Frustration sein — oder die Grundlage einer fabelhaften Suppe! Die Gerippe von Brathühnern und anderem Geflügel kann man auskochen zu einer sehr gehaltvollen Brühe. Ein Ei hinein verquirlt (falls Sie's vertragen), etwas Schnittlauch und Petersilie dazugeben, und fertig ist eine Mini-Mahlzeit.

Für Berufstätige: Suppen sind Schnellgerichte, wenn Sie den zeitraubenden Teil (Garen von Fleisch oder Fisch oder Bohnen und Körnern) am Abend vorher erledigen. Am nächsten Morgen oder Mittag nur heiß machen, feingeschnittene rohe Gemüse, Gewürze und gehackte Kräuter hinein, kurz ziehen lassen — fertig!

Und nicht zuletzt: Suppen sind arbeitssparend und umweltfreundlich: Pro Suppenesser brauchen Sie nur einen Teller und einen Löffel spülen. Suppenkochen ist kinderleicht und eine höchst schöpferische Tätigkeit: Erfinden Sie Ihre eigenen Suppen!

Die folgenden Suppenrezepte sind frei von Weizen (u. a. glutenhaltigen Getreiden), Kuhmilch(produkten), Eiern, Hefe. Sie können damit Gäste bewirten: Ich wette, daß keiner auf die Idee kommen wird, daß er »Diät« ißt!

Minestrone (30)

Das bedeutet »große Suppe« und wird in Italien als Hauptgericht serviert, da sie alles enthält, was der Mensch zum Leben braucht. *Lege artis* zubereitet, entspricht sie nicht ganz den strengen Regeln der Rotation; lassen Sie weg, was Sie nicht vertragen. Es ist im Grunde eine gemischte Gemüsesuppe mit Einlage von Stärketrägern (Reis oder Teigwaren; Sie können diese mühelos durch glutenfreie Teigwaren, Maisgrieß, Hirse oder Gerstengraupen ersetzen).

Pro Person:

2 EL trockene
Bohnenkerne, am Abend
vorher eingeweicht
und halbgar gekocht
50 g feingeschnittener
Rauchspeck (möglichst
hausgemacht vom Bauern
oder Dorfmetzger, kein
»Schnellgeräuchertes«!)
1 kleine Zwiebel
Lauch nach Augenmaß
feingeschnittene Karotten,
Sellerie, Zucchini,
grüne Erbsen,
Blumenkohlröschen
nach Belieben

50 g Teigwaren
(z. B. glutenfreie
Hörnchennudeln)
oder Reis
Gerstengraupen
grober Maisgrieß
(Kukuruz)
Petersilie, Salbei,
Rosmarin, Basilikum
Pfeffer
1 Knoblauchzehe
etwas Fett
geriebener Hartkäse
(Pecorino oder
Ziegenkäse)

Speck, feingeschnittene Zwiebel und Lauch in etwas Butter, Butterschmalz oder Olivenöl anbräunen, die feingeschnittenen Gemüse dazugeben und bei geschlossenem Topf wenige Minuten dünsten. Mit heißem Wasser aufgießen, salzen, köcheln, bis Bohnen und Gemüse fast weich sind, dann Teigwaren, Reis oder Körner dazugeben und garen lassen. Zuletzt zerdrückten Knoblauch und gehackte frische Kräuter einrühren, mit geriebenem Käse servieren.

Hühnersuppe mit Glasnudeln (chinesisch)
(Für 3—4 Personen)

*1 kleines Hähnchen oder
2 Hühnerbrüste,
möglichst mit Knochen
100 g chinesische
Glasnudeln (aus Mungo-
bohnen- oder Reisstärke)
ca. 250 g Karotten
1 große oder 2 kleine
Stangen Porree (Lauch)
6 getrocknete chin.
Morcheln (Mu-Err)
1 Glied frischen Ingwer
(ca. 3 cm lang)
2 EL Sojasauce
(Tamarisauce), weizenfrei
(lesen Sie das Etikett
genau!)*

*1 Msp Cayenne-
pfeffer oder
3 rote Peperoni (scharf),
getrocknet
1 EL guten Wein-
essig (Sherry-
essig oder
chinesischen Essig)
1 gestr. TL Meersalz
2 EL Sesamöl
(chinesisches, aus
geröstetem Sesam)
(evtl. 1 Schnapsglas
Sliwowitz oder
chin. Pflaumen-
schnaps)*

Das Hähnchen enthäuten und möglichst entfetten, Brust- und Schenkelfleisch mit scharfem Messer auslösen, zuerst in ca. 3 cm breite Längsstreifen und darauf in möglichst dünne Querstreifen schneiden, in einer Schüssel mit der Sojasauce (und dem Schnaps) marinieren. Das Gerippe mit 2 Liter kaltem Wasser und Salz in einen Suppentopf (Dampftopf) geben und ca. 2 Stunden leise kochen lassen (im Dampftopf ca. 30 Min. auf niedriger Stufe).

Die Glasnudeln in lauwarmem Wasser einweichen, nach 20 Min. abtropfen und mit der Schere in 10 cm lange Stücke schneiden. Die Pilze in einem halben Liter Wasser einweichen und 20 Min. quellen lassen, danach abtropfen und in schmale Streifen schneiden. Die Karotten in dünne Scheiben hobeln (es sieht besonders attraktiv aus, wenn Sie große Karotten nehmen und mit scharfem Messer Längsrillen einschneiden, so daß der Querschnitt die Form einer Blüte hat!). Den Porree in feine Ringe oder Streifen schneiden, die jüngeren grünen Blätter mitverwenden (sie sind vitaminreicher und aromatischer als der weiße Teil!).

Den Ingwer schälen, erst in Querscheiben und diese dann in feine Stifte schneiden.

Das sind die Vorarbeiten, die in der chinesischen Küche die meiste Zeit in Anspruch nehmen. Das Kochen selbst geht dann ganz fix!

In einem weiten Kochtopf (mind. 3 Liter Inhalt) das Sesamöl heiß werden lassen, das marinierte Fleisch hineingeben und unter Rühren braten (ca. 3 Min.); Cayennepfeffer und Essig dazugeben, mit der klaren Hühnerbrühe aufgießen. Karotten, Pilze und Ingwer und evtl. Peperoni 5 Min. darin leicht kochen lassen, dann die Glasnudeln hineingeben und weitere 5 Min. köcheln. (Wenn die Suppe zu dick wird: mit heißem Wasser verdünnen, u. U. nachsalzen.) Kurz vor dem Anrichten kommt der Porree hinein; er sollte beim Auftragen noch saftig grün aussehen.

Mit dieser Suppe können Sie nicht nur Ihre Familie, sondern eine ganze Tafelrunde bewirten. Für diejenigen, die es vertragen, können Sie Krabbenbrot (aus dem Chinaladen, meist auch in der »exotischen Ecke« größerer Kaufhäuser zu finden!) dazu servieren; es ist glutenfrei, enthält aber Backpulver und Natriumglutamat, manchmal auch Eier.

Mögliche Variationen: Mit den Karotten zusammen Blumenkohlröschen hineingeben; den Porree durch feingeschnittenen Broccoli ersetzen. Streifig geschnittene Bambussprossen (aus der Dose) hineingeben.

Diese Suppe können Sie auch *vegetarisch,* ohne Huhn, zubereiten. Sie braten ganz einfach Karotten (nehmen Sie etwas mehr!) in Sesamöl an, geben Sojasauce dazu, rühren kurz durch und füllen mit heißem Wasser auf. Dann geht es genauso weiter wie oben. Sie können auch andere Gemüse verwenden, z. B. feingeschnittene Minowase-Rettiche (lange weiße Rettiche von mildem Geschmack, inzwischen in Gemüsegeschäften erhältlich), Chinakohl, Kohlrabi, Sojakeimlinge, Gemüsepaprika, Stangensellerie.

Gemüsesuppe mit Fleischbällchen

Pro Person brauchen Sie:

ca. 150 g mageres Hackfleisch (Tatar vom Rind, Kalbfleisch, Schweinefleisch, aber auch andere Fleischsorten möglich, je nach Ihrer individuellen Verträglichkeit)
ca. 300 g geschnittene Gemüse (alle möglichen Arten, je nach Rotationsplan und Verträglichkeit)

Gewürze (nach Verträglichkeit): Pfeffer, Piment, Muskatnuß, Majoran, Oregano, Kümmel usw.
Kräuter: Petersilie, Schalotten, Schnittlauch usw.
etwas Öl
Salz
evtl. Sojasauce (weizenfrei)

Das Hackfleisch muß zu einer bindenden Masse verarbeitet werden, die beim Garen nicht auseinanderfällt, aber auch nicht zu hart wird. In der konventionellen Küche nimmt man dazu Ei und Mehl. Aber es geht ganz ohne das, mit einem Trick: Zum Hackfleisch knapp die halbe Gewichtsmenge *Wasser* hinzugeben (ausprobiertes Rezept: pro 500 g Hackfleisch 200 ml = 1 Tasse Wasser), mit der Küchenmaschine kräftig rühren (oder mit dem Schneebesen schlagen), bis eine cremige Masse entsteht. Gewürze (z. B. Pfeffer, Piment, geriebene Muskatnuß), Salz und Kräuter (besonders fein: kleingehackte, vorher angebratene Zwiebeln oder Schalotten) hineinrühren, ebenso einen Eßlöffel Öl.

Die geschnittenen Gemüse in etwas Öl anschmoren, salzen, mit kochendem Wasser aufgießen, bis die gewünschte Suppenmenge erreicht ist. In das leise köchelnde Gebräu die mit der Hand oder dem Löffel geformten Fleischbällchen einlegen, ca. 15 Min. ziehen lassen.

Die Fleischbällchen zerfallen garantiert nicht; sie sind besonders zart und schmackhaft.

Die gleiche Masse können Sie als *Frikadellen* (Fleischpflanzl, Hamburger) in der Pfanne braten, oder als *Hackbraten* in der Röhre backen.

Fischsuppe »Vitaminbombe«
(Für 3—6 Personen, je nach Appetit!)

500 g Fischfilet (Kabeljau, Seelachs) oder ganzen Schellfisch
in Würfel geschnittene Gemüse:
2—3 Kartoffeln (können weggelassen werden!)
2 grüne Gemüsepaprika
2—3 Tomaten
1 Gemüsezwiebel oder 2 Zwiebeln
Stangensellerie (nach Augenmaß!) und/oder Mangold

3 Zehen Knoblauch
1 EL Iziki (japan. Tang, in Bioladen oder Ostasiengeschäft erhältlich)
2—3 EL Tomatenmark
2 EL Olivenöl
Salz
Zitronensaft
1 EL Oregano oder Majoran (wenn möglich, frisch!)

Den Fisch in 2 l leicht gesalzenem Wasser mit etwas Zitronensaft garen, herausnehmen und entgräten. In 3-Liter-Topf die geschnittenen Gemüse in Olivenöl unter Rühren anbraten (ca. 2 Min.), Tomatenmark dazugeben, noch eine halbe Minute auf starker Hitze durchrühren, mit der Fischbrühe aufgießen. Den zerpflückten Fisch, den Tang und die Kräuter dazugeben, ca. 20 Min. köcheln lassen, zuletzt kurz vor dem Auftragen den zerdrückten Knoblauch unterrühren, evtl. salzen. Wahlweise (wenn verträglich, und etwas außerhalb der Rotation): geschnittene Petersilie und Schnittlauch (reichlich!), kurz vor dem Auftragen, dazugeben. Es gibt eine Gewürzsauce aus Taiwan, die dem Ganzen den allerletzten Pfiff gibt (wenn auch etwas außerhalb der Rotation!). Sie besteht aus Krabbenextrakt, Chili, Knoblauch und Öl und nennt sich »Sa-tza-tzang«. In Ostasienläden ist sie gelegentlich zu finden. Man gibt einen Teelöffel davon an die angebratenen Gemüse, zusammen mit dem Tomatenmark. Vorsicht, scharf!

Fleisch und Fisch

Die zahlreichen Zubereitungsarten von Fleisch und Fisch kennen Sie aus der »normalen« Küche. Wenn Sie selbst kochen, sollten Sie die Zutaten auf wenige beschränken, vorzugsweise Gemüse, Kräuter, Gewürze, jedenfalls solange Sie noch testen, und bis Sie wirklich wissen, was für Sie verträglich ist.

Im Restaurant oder Gasthof ist der »Pferdefuß« an einem Fleisch- oder Fischgericht immer die Sauce. Sie ist in der Regel ein Konzentrat der allerhäufigsten Nahrungsmittelallergene: Weizenmehl, saure Sahne, Zuckerkulör, Ei, Essig, manchmal Wein, Natriumglutamat usw.

Eine besonders fatale Erscheinung in deutschen Gasthöfen ist die »Braune Sauce«, die das Restaurant eimerweise vom Großhandel bezieht. Darin wird unterschiedslos alles ertränkt, vom Rumpsteak bis zum Grillspieß.

Paniertes können Sie nur essen, wenn Sie Weizen (Semmelbrösel) und Ei vertragen. Bestellen Sie am besten Gegrilltes, oder Schnitzel »au naturel«. Erkundigen Sie sich, ob eine Sauce dabei ist, und woraus sie besteht. Fast immer hilft es, wenn man freundlich erklärt, daß man bestimmte Zutaten nicht verträgt.

In Restaurants mit Balkan-Spezialitäten (jugoslawische, griechische, türkische), aber auch in italienischen und spanischen Restaurants haben Sie es meistens leichter. Die Küche der Mittelmeerländer ist reich an schmackhaften Grillgerichten; »Mehlpapp-Saucen« sind dort weitgehend unüblich. In fremden Städten halte ich immer Ausschau nach einer türkischen Imbißstube. Das »Döner-Kebab«, das man dort, mit frischen Salaten zusammen, bekommt, ist schieres Hammelfleisch, das höchstens vorher in Gewürzen mariniert wurde.

Gepökeltes und Geräuchertes sollten Sie extra testen, auch wenn Sie die entsprechende Fleischsorte vertragen. Viele Leute sind empfindlich gegen Pökelsalze und andere Zusätze (die häufigste Reaktion darauf ist Migräne).

Geräuchertes ist von sehr unterschiedlicher Qualität. Am besten verträglich ist erfahrungsgemäß »kaltgeräucherter« Schinken oder Speck, nach Art der »guten alten Zeit« vom Bauern oder Dorfmetzger gemacht. Doch dazu ist erstklassiges Fleisch nötig, von Tieren, die nicht mit Masthilfen und Hormonen behandelt wurden, und viel Zeit und Arbeit. Wurstwaren sind meist sehr fett und enthalten oft Zutaten (deklariert oder nicht), die für manchen unverträglich sind, besonders geschmacksverbessernde Zusatzstoffe, Emulgatoren und Quellungsmittel (z. B. Phosphat), die minderwertige Fleischqualität überdecken sollen. Essen Sie statt dessen lieber kalten Braten (selbstgemacht)!

Fettes Fleisch sollten Sie möglichst wenig essen, vor allem deswegen, weil Pestizide und PCB's (polychlorierte Biphenyle) vor allem im Fettgewebe gespeichert werden. Dasselbe gilt auch für Fisch. Magere Fische sind: Scholle, Seezunge, Schellfisch, Kabeljau, Seelachs, Forelle, Renke. Je älter (größer) ein Fisch ist, wenn er gefangen wird, desto mehr Umweltschadstoffe hat er im allgemeinen gespeichert. Thunfisch und Schwertfisch sind deshalb am stärksten mit Quecksilber belastet, Scholle am wenigsten (das gilt auch für das giftige Schwermetall Cadmium).

Aus demselben Grund sollten Sie Innereien (Leber, Niere) nur selten essen. Diese Organe haben Filterfunktion im Körper und speichern giftige Schwermetalle. Am wenigsten belastet hat sich Kalbsleber gezeigt, ganz einfach deswegen, weil ein Kalb in seinem kurzen Leben weniger Gift schluckt als eine alte Kuh! Für Kalbsbries und -hirn gilt sinngemäß dasselbe. Herz (vor allem Kalbsherz) ist als Fleischsorte zu empfehlen: Nach Entfernen des äußeren Fettes ist es ausgesprochen mageres, reines Muskelfleisch, das für seine Qualität äußerst preiswert ist.

Lammkoteletts »Provence«

Pro Person:

2 Lammkoteletts	*1 TL Olivenöl*
4 Zehen Knoblauch	*1 Msp Salz*
1 TL Rosmarin (frisch,	
wenn irgend möglich!)	

Die Koteletts auf dem Rost grillen (damit das Fett abtropfen kann), erst auf der einen Seite, dann wenden. Wenn sie auf der zweiten Seite etwa halb gar sind, mit Knoblauch-Paste bestreichen, knusprig braun grillen, sofort servieren.
Knoblauchpaste: Die Knoblauchzehen durch die Knoblauchpresse drücken, mit Salz, Olivenöl und dem ganz feingeschnittenen oder zerstoßenen Rosmarin mischen.

Kaninchen im Topf

Pro Person:

ca. 300 bis 400 g	*(wenn möglich Minowase-*
Kaninchenbraten	*Rettich) oder Kohlrabi*
(mit Knochen)	*oder Kohlrübe*
1 bis 2 säuerliche	*3 Backpflaumen*
Äpfel	*einige Wacholderbeeren*
ca. 300 g weißen Rettich	*Salz*

Äpfel schälen, entkernen, in Scheiben schneiden; Rettich (Kohlrabi) in Würfel schneiden; das Kaninchenfleisch mit Salz einreiben, in einem Topf oder einer feuerfesten Form mit Deckel mit den Zutaten umgeben, etwa 1 cm hoch Wasser einfüllen. Bei schwacher Mittelhitze etwa 1 Stunde bei geschlossenem Deckel auf dem Herd oder in der Backröhre dünsten lassen, dann aufdecken und bei stärkerer Hitze die entstandene Sauce einkochen, das Fleisch mehrmals mit Sauce übergießen.

Hühnchen mit Mandel-Curry-Sauce

Pro Person:

2 (bis 3) Hühnchen-Brustfilets, ohne Knochen oder 1 zartes Brathühnchen, enthäutet und ausgelöst (das Gerippe ergibt ausgekocht eine hervorragende Brühe) 200 ml Mandelsahne (aus ungeschälten Mandeln) 1 gehäufter TL Curry-pulver guter Qualität oder 1 EL Currypaste

oder je 1 Msp Cardamompulver (besser: frisch gemahlene Kardamomkörner), Cayennepfeffer, Zimt, Gelbwurzelpulver, gemahlener Koriander ein Stäubchen Nelkenpulver Saft von 1 Limone (Zitrone) etwas frischer Ingwer, feingeschnitten (ca. 1 geh. TL) 2 Knoblauchzehen 1 gestr. TL Salz

Das Hühnchenfleisch in Portionsstücke schneiden; von der Oberseite her mit scharfem Messer Einschnitte machen, daß die Sauce eindringen kann; den Boden einer feuerfesten Form damit auslegen.

Zur Sauce 50 g ungeschälte Mandeln mit 150 ml Wasser, dem Knoblauch und Ingwer 1 Min. auf höchster Stufe im Mixer pürieren; Limonensaft und alle Gewürze untermischen. Diese Sauce, wenn nötig, mit etwas Wasser verdünnen, daß sie über das Fleisch gegossen werden kann. Deckel schließen; in der Backröhre bei mittlerer Hitze etwa 40 Min. schmoren lassen, dann aufdecken und die Sauce eindampfen lassen, so daß sie eine Kruste über dem Fleisch bildet.

Fisch im Papier (37)

Pro Person:

1 Portionsstück	*1 Bund Petersilie*
Seefisch-Filet	*Zitronensaft*
1 Zwiebel, feingehackt	*Salz*
1 Tomate, enthäutet,	*1 Bogen Butterbrot-*
entkernt und gehackt	*papier (Pergament-*
1 grüne scharfe Paprika-	*papier), mit Öl*
schote, entkernt und	*eingepinselt*
feingehackt	

Das Fischfilet mit Zitronensaft beträufeln und salzen. Die feingehackte Petersilie mit Tomate, Peperoni und Zwiebel mischen. Die Hälfte dieser Mischung in die Mitte des Pergamentpapiers geben, etwas ausbreiten, das Fischfilet darauflegen. Obendrauf die andere Hälfte der Petersilien-Mischung geben. Das Pergamentpapier zu einem länglichen Päckchen falten, die schmalen Enden gut umfalten, so daß kein Saft entweichen kann. Auf Backblech legen, die Oberseite des Päckchens mit Wasser befeuchten, daß sie nicht verbrennt, und bei Mittelhitze ca. 30 Min. backen.

Dieses Rezept eignet sich gut für Einladungen; jeder Gast kann sein Päckchen auf dem Teller auspacken.

Fischfilet mit Mandel-Currysauce

Pro Person:

1 Portionsstück	*die gleiche Mandel-*
Fischfilet (Seefisch	*Currysauce wie in*
oder Süßwasserfisch)	*Rez. Nr. 36*

Überziehen Sie das Fischfilet mit der Mandel-Currysauce und backen es offen bei Mittelhitze in der Bratröhre für etwa 30 Min.

Sojafleisch

wird in vielerlei Form angeboten. Es ist in der vegetarischen Küche ein beliebter Ersatz für Fleisch. Testen Sie aber, ob Sie es vertragen, denn es besteht aus Soja-Eiweiß, das chemisch und mechanisch »durch die Mangel gedreht« wurde, gefärbt und aromatisiert ist. Möglicherweise sind Sie mit Original-Sojabohnen oder Tofu besser dran!

Gemüse

Sie bilden einen Grundpfeiler der Diät bei Nahrungsmittelallergien. Gemüse lösen seltener Allergien aus als die übrigen Gruppen von Nahrungsmitteln. Sie sind eine wichtige Quelle von Vitaminen, Rohfasern und Mineralien, zum Teil auch komplexen Kohlenhydraten. Da sie allesamt Basenüberschuß haben, sind sie das beste Gegengewicht gegen das »Sauerwerden« bei Allergien.
Sie können Gemüse feingeschnitten oder geraffelt als Rohkost, mit oder ohne Salatsaucen, aber auch gedünstet, gekocht, gebraten, gebacken essen. Bei allen diesen

Garmethoden müssen Sie darauf achten, daß das Gemüse gerade nur so lange erhitzt wird, bis es weich genug zum Essen ist; dann sollte es am besten sofort serviert werden, sonst gehen Vitamine und nicht zuletzt Aromastoffe verloren. Gemüse, die zur Speicherung von Nitrat neigen (die meisten Kohlgemüse, Spinat, Rote Bete), dürfen nicht aufgewärmt (zum zweitenmal erhitzt) werden, weil sich sonst ein Teil des Nitrats in giftiges Nitrit umwandelt.

Es ist nicht sehr sinnvoll, Gemüse völlig fettfrei zuzubereiten oder zu servieren, noch dazu wenn die ganze Mahlzeit fettarm ist: Die Vitamine E und K und das Provitamin A (β-Carotin, reichlich in Blattgemüsen und »roten« Gemüsen zu finden), sind fettlöslich und werden nur bei Anwesenheit von Fett aus dem Darm ins Blut aufgenommen. Wenn Sie also Gemüse im Dampf garen, geben Sie vor dem Servieren etwas kaltgepreßtes Öl, ein paar Flöckchen Butter (falls verträglich) oder Gomasio bzw. ein Nußsalz darüber. Auch süße oder saure Sahne, geriebener Käse, Eigelb (in Sauce hollandaise) sind geeignet, wenn verträglich!

Dünsten und Dämpfen. In einen Topf mit gut schließendem Deckel (evtl. Dampftopf) 1 cm hoch Wasser, beim Dünsten etwas Öl, geben, Gemüse einfüllen und so lange erhitzen, bis das Gemüse gerade weich ist. Beim Dampftopf muß man die Garzeit sehr knapp bemessen, weil man sonst bei zarten Gemüsen einen entfärbten, aromalosen Brei bekommt. Ich ziehe das langsamere Dünsten bei geringer Hitze vor, das Aroma, Farben und Inhaltsstoffe am besten bewahrt.

Kochen. Für einige Gemüse ist Kochen die beste Zubereitungsart. Rosenkohl wird beim Dünsten oder Schmoren leicht bitter und zäh und verfärbt sich. Am schönsten und schmackhaftesten ist er auf »angelsächsisch« zube-

reitet: in leichtem Salzwasser im offenen Topf leicht sprudelnd gekocht, bis er gerade weich und noch schön grün
ist. Das Kochwasser sollte man wegen des Nitratgehaltes
am besten nicht weiterverwenden.

Auch Bohnenkerne, Linsen, Kichererbsen müssen in
reichlich Wasser sprudelnd gekocht werden (mind.
10 Min.), da sie im rohen Zustand gesundheitsschädliche
Inhaltsstoffe enthalten, die erst bei Kochtemperaturen
zerstört werden (sog. Lektine, aber auch andere Stoffe,
die die proteinverdauenden Enzyme in unserem Darm-
trakt inaktivieren). Besonders Kidneybohnen können,
wenn ungenügend gekocht, zu schweren Verdauungsstörungen, Brechdurchfall, Kollaps führen. Man kann Blähungen vermeiden, wenn man Bohnen, Linsen usw. am
Abend vorher einweicht, am nächsten Tag das Wasser
abgießt, wieder frisch auffüllt, für einige Minuten zum
Kochen bringt und wieder abgießt. Erst im dritten »Bad«
werden die Bohnen weichgekocht. Dabei geht allerdings
ein gewisser Teil der Vitamine und Mineralien verloren.

Schmoren und Braten geschieht mit Fett (Öl). Dabei entwickeln sich Aromastoffe, die besonders appetitanregend wirken. Das ist manchmal hilfreich, wenn Allergiker
unter dem Gegenteil der Eßsucht, nämlich chronischer
Appetitlosigkeit und Verdauungsschwäche, leiden. Man
sollte zum Braten und Schmoren weniger die kaltgepreßten Öle mit hochungesättigten Fettsäuren nehmen,
eher feste Fette oder Olivenöl. Besonders zu empfehlen
ist die Methode der chinesischen Küche:

Unter Rühren braten. Dabei wird das Gemüse in Stückchen oder Streifen geschnitten (die man gerade mit zwei
Eßstäbchen halten kann) und unter ständigem Rühren in
sehr heißem Öl gebraten, so daß es noch »Biß« hat. Das
traditionelle Kochgeschirr ist der Wok, eine große Pfanne
mit rundem Boden, die auf ein Holzkohlenöfchen ge-

setzt wurde. Sie können auch ohne Wok und Holzkohle unter Rühren braten, nämlich in jedem weiten, nicht zu hohen Topf oder einer Pfanne mit hohem Rand. Diese Zubereitungsart ist sehr schonend und schmackhaft; sie wird von den Klinischen Ökologen empfohlen, wenn jemand leichtere Allergien gegen viele Gemüse hat. Durch das Fett, das die Gemüsestückchen umkleidet, wird die Verdauung verlangsamt, auch die allergenen Stoffe werden langsamer aufgenommen, die Reaktionen darauf sind abgemildert.

Fritieren ist weniger empfehlenswert, da die Fette immer wieder erhitzt werden und gesundheitsschädliche Stoffe dabei entstehen.

Gemüse können zusammen mit Fleisch gegart werden, was eine oft reizvolle Mischung der Aromen ergibt. Am schmackhaftesten ist das Resultat bei der ganz langsamen Methode: Am Abend einen Braten mit Gemüsen (z.B. Sauerkraut, Wurzelgemüsen), Salz und etwas Wasser in eine Terrine mit Deckel geben und bei 70°C (auf ganz niedriger Stufe) über Nacht garen lassen. Braten bleiben auf diese Weise optimal saftig, werden aber erstaunlicherweise doch knusprig! Bei kleineren Stücken (z.B. Brathühnchen) genügen 3 bis 4 Stunden.

Auch Braten ohne Gemüse können auf diese Methode im eigenen Saft gegart werden, unter Zugabe von etwas Salz und Wasser.

Backen auf dem Backblech oder in einer feuerfesten Form ergibt sehr schmackhafte Resultate bei fleischigen, stärke- und zuckerhaltigen Gemüsen. Gebürstete, ungeschälte Kartoffeln kann man mit der »Faulheitsmethode« zugleich mit einem Braten in der Backröhre garen, indem man sie einfach auf den Rost neben die Bratenpfanne legt. Mittelgroße Kartoffeln sind in etwa 40 Min. gar und schmecken fast wie aus dem Kartoffelfeuer! Das

Backen auf geöltem Blech ist besonders für Kürbisse, Squash und Zucchini zu empfehlen, da sich dabei eine zarte Karamelkruste bildet, die diese gekocht etwas langweilig schmeckenden Gemüse zu einer Delikatesse macht. Süßkartoffeln, in fingerdicke Scheiben geschnitten, schmecken gebacken fabelhaft! Bei »Halbzeit« empfiehlt es sich, die Scheiben umzudrehen, damit auch die andere Seite eine Kruste bekommt.

Weiße Rüben mit Melasse geschmort

Pro Person:

300 bis 500 g Weiße Rüben (oder Kohlrüben, Minowase-Rettiche, notfalls Kohlrabi)

1 EL Butter (oder Butterschmalz, Sonnenblumenöl)
1 kräftiger EL Rohrzuckermelasse
Salz

Die Rüben in fingerdicke Würfel oder Stäbchen schneiden; in tiefer Pfanne oder weitem Topf das Fett mit der Melasse zusammen schmelzen und kurz aufbrodeln lassen. Die geschnittenen Rüben zugeben, unter kräftigem Rühren anschmoren, auf schwache Hitze schalten und im offenen Topf unter häufigem Umwenden weichschmoren, nach Geschmack salzen. Wenn Sie sich das häufige Rühren sparen wollen, geben Sie nach dem Anschmoren etwas Wasser zu und dünsten die Rüben bei geschlossenem Deckel weich (diese Version schmeckt nicht ganz so würzig wie die erste).

Rotkraut mit Melasse und Äpfeln

Für 3 bis 4 Personen:

1 kleiner Kopf Rotkraut	*Salz*
(ca. 1 kg)	*gemahlenes Piment*
1 EL Butter oder Öl	*(Nelkenpfeffer)*
1 EL Rohrzucker-	*Muskatblüte*
melasse	*evtl. Zimt*
2—3 säuerliche Äpfel	*evtl. 1—2 EL Apfelessig*

Das Fett mit der Melasse zusammen schmelzen und kurz aufbrodeln lassen, die geschälten und in Stücke geschnittenen Äpfel darin anschmoren. Dann das Rotkraut mit etwas Wasser (und Essig) zugeben, durchrühren und bei geschlossenem Deckel langsam weichdünsten (im Dampftopf ca. 5—7 Min.). Das Rotkraut soll gerade noch einen leichten Biß haben. Vor dem Auftragen mit Salz, Piment, Muskatblüte und evtl. Zimt abschmecken (jeweils ca. $\frac{1}{2}$ TL Gewürz), nach Geschmack mit etwas Essig nachsäuern.

Peperonata ㊶
(Geschmorte Paprikaschoten mit Tomaten und Zwiebeln)

Dieses italienische Gemüsestew liefert gleichzeitig eine würzige Sauce für »trockene« Beilagen, wie Pellkartoffeln oder Reis. Es kann auch kalt als Vorspeise oder Salat gegessen werden.

Pro Person:

3 Gemüsepaprika-
schoten (wenn möglich
rot, grün und gelb)
1 Zwiebel
evtl. 1 Zehe Knoblauch
2 Tomaten, enthäutet

Salz
evtl. frisch gemahlener
schwarzer Pfeffer
1 TL Rotweinessig
1—2 EL Olivenöl

In einer Pfanne das Öl erhitzen, die feingeschnittene Zwiebel darin goldgelb schmoren, die in kurze Streifen (ca. 2,5 × 1 cm) geschnittenen Paprikaschoten und den gehackten Knoblauch hineinrühren, kurz durchschmoren und bei geringer Hitze etwa 10 Min. zugedeckt dünsten lassen. Dann die kleingeschnittenen Tomaten, Essig, Salz und etwas Pfeffer dazugeben, zugedeckt weitere 5 Min. schmoren lassen. Wenn sich viel Flüssigkeit gebildet hat, unbedeckt und unter vorsichtigem Umrühren so lange köcheln lassen, bis die Sauce eingedickt ist.

Gefüllte Paprikaschoten

Dieses Rezept kann sehr vielseitig sein, wenn Sie bei der Füllung Ihre kulinarische Fantasie walten lassen. Einige Vorschläge dazu:

a) *Hackfleisch* (Rind, Kalb, Geflügel usw.): Verwenden Sie die in Rezept Nr. 32 beschriebene Masse für Fleischklößchen und mischen Sie feingeschnittene rohe Gemüse (z. B. Stangensellerie) darunter. Wenn Sie Fleisch und Stärketräger zusammen vertragen (also nicht der Hay'schen Trennkost folgen), können Sie gekochte Körner aller Art dazugeben: Reis, Buchweizen, Hirse, Gerstengraupen usw.

b) *Gekochte oder gebratene Fleischreste,* feingeschnitten, mit etwa der gleichen Menge grobgeraffelter oder kleingewürfelter roher Kartoffel, Salz, Majoran (Oregano), etwas Tomatenmark und evtl. Knoblauch mischen.

c) *Vegetarisch:* Gekochte Kichererbsen und gekochte Kartoffeln zerdrücken, zu gleichen Teilen mischen. Feingeschnittene, in Olivenöl geschmorte Zwiebeln und Karotten dazugeben, mit Paprika, Oregano und Salz würzen.

d) *Vegetarisch und exotisch:*

Für 2 mittelgroße Paprikaschoten brauchen Sie:

1 Zwiebel und	*(evtl. einige getrocknete*
2 Knoblauchzehen,	*Aprikosen, feingeschnitten)*
feingehackt	*$^1/_2$ TL Zimt*
1 große Tasse gekochten	*Salz*
Vollreis	*frischgemahlener Pfeffer*
2 EL Pinienkerne	*1 EL Olivenöl*
1 EL Rosinen	

Zwiebel und Knoblauch in Öl anbraten, Zimt dazugeben, kurz durchrühren, dann gekochten Reis, Pinienkerne, Rosinen (und Aprikosen) untermischen und würzen. Die gefüllten Paprikaschoten dicht aneinander in einen Topf oder eine feuerfeste Form setzen, etwa fingerhoch Wasser mit 2 EL Tomatenmark verrührt um die Schoten herumgießen, ca. 45 Min. in der Röhre (bei mittlerer Hitze und geschlossenem Deckel) backen oder im geschlossenen Topf auf der Herdplatte dünsten.

Karotten, Lauch und Sojasprossen
(unter Rühren gebraten)

Diese Kombination im Stil der chinesischen Küche enthält ganz wenige Zutaten, die aber einen unnachahmlichen Zusammenklang der Aromen ergeben.

Pro Person brauchen Sie:

3 mittelgroße Karotten
1 mittelgroße Stange
Lauch (Porree)
1 Handvoll Soja-
keimlinge
1 EL Sojasauce
(weizenfrei)

1 kleines Glied
frischen Ingwer
Öl zum Braten (am besten
chinesisches oder
koreanisches Sesamöl, aus
geröstetem Sesam; auch
Erdnußöl ist gut geeignet)

Die Karotten in nicht zu dünne Scheiben hobeln. Den Lauch gut waschen, die älteren Teile der grünen Blätter entfernen, die Lauchstange mit scharfem Messer mit parallelen Schnitten in ca. $\frac{1}{2}$ cm Abstand längs und dann in Fingerbreite quer schneiden, so daß sich kleine Rechtecke ergeben. Auch die jüngeren grünen Blätter schneiden! (Sie sind besonders vitamin- und aromareich und geben dem Ganzen Farbe). Die Sojakeimlinge waschen und abtropfen, den Ingwer schälen, erst in Querscheiben und diese dann in feine Stifte schneiden.
In einem weiten Topf oder Wok den Boden mit Öl bedecken. Stark erhitzen, bis ein Wassertropfen darin zischt, dann die geschnittenen Karotten hineingeben (portionsweise, wenn Sie für mehrere Personen kochen: es darf gleichzeitig nur so viel Gemüse gebraten werden, daß alle Stückchen gleichmäßig gar werden). Unter dauerndem Rühren ca. 3 Min. braten, einen EL Sojasauce und 2 EL Wasser zugeben und 1 bis 2 Min. mitbraten.

Dann in Servierschüssel geben, warmstellen. Nach den Karotten neues Öl in Topf (Wok) geben, darin zuerst den geschnittenen Ingwer 1 Min. anbraten, danach den Lauch zugeben und unter Rühren 2 bis 3 Min. braten. Der Lauch soll noch dunkelgrün sein! Auf die Karotten in der Servierschüssel geben. Zuletzt die Sojasprossen in ganz wenig Öl 1 Min. braten, etwas Salz überstreuen. Die Gemüse in der Servierschüssel vorsichtig vermengen, nach Geschmack salzen, auftragen.

Chicorée, in Butter gedünstet

Chicorée ist nicht nur ein knackiger und gesunder Wintersalat (im Gegensatz zu Kopfsalat nitratarm!), er schmeckt auch gedünstet ausgezeichnet.
Um die Bitterkeit zu mildern, schneiden Sie am unteren Ende den Strunk kegelförmig heraus. Die Chicoréestangen nebeneinander in einen Topf legen, den Boden mit Wasser bedecken, etwas Salz überstäuben und auf jede Stange eine Butterflocke legen. (Wenn Sie Butter nicht vertragen, können Sie Öl darüberträufeln.) In der Röhre ca. 30 Min. bei Mittelhitze mit geschlossenem Deckel garen, oder auf der Kochplatte dünsten. Nach Geschmack mit etwas Pfeffer oder Muskatnuß würzen.
Wenn Sie einen genügend großen Garten und im Winter einen ungeheizten, frostfreien Raum (ca. 10°C) zur Verfügung haben, sollten Sie Chicorée anbauen: es lohnt sich! So knackig frisch wie aus der eigenen Zucht bekommen Sie ihn nirgends zu kaufen.

Kartoffel-Pizza (45)

Ohne: Weizen (u. a. Mehle), Kuhmilch, Ei, Hefe

Pro Person brauchen Sie:

*2—3 mittelgroße, frisch-
gekochte Kartoffeln,
püriert (am besten durch
den Kartoffeldrücker)
1 kleinere rohe Kartoffel,
geschält oder gebürstet
und feingerieben
2—3 EL Olivenöl
Salz
etwas Kartoffelmehl
geschnittene Pizza-
gemüse: 1 Tomate,
grüner und roter Gemüse-
paprika (2—3 EL, in
Streifen geschnitten),*

*1 kleine Zwiebel
in Ringe,
2 frische Champignons,
2—3 schwarze Oliven,
Oregano
zusätzlich (falls verträglich
und etwas außerhalb
der Rotation!):
Salamistreifen,
Anchovis-Filets,
geriebener Käse
(Pecorino) oder
zerbröckelter Schafkäse
(Feta)*

Das noch heiße Kartoffelpüree mit der feingeriebenen rohen Kartoffel mischen, salzen, 1 EL Olivenöl darunterrühren, bis ein geschmeidiger Teig entsteht.
Springform oder Backblech mit Olivenöl bestreichen, mit Kartoffelmehl bestäuben, Teig 1 cm dick ausstreichen, Rand stehen lassen. In der vorgeheizten Backröhre bei Mittelhitze ca. 15 Min. backen, bis Oberfläche sich fest anfühlt. Die geschnittenen Gemüse mit 1 Teelöffel Olivenöl durchmengen, mit Oregano gemischt auf dem Teig verteilen (ebenso, wenn Sie wollen, Salami und/ oder Anchovis), evtl. mit Käse bestreuen, bei Mittelhitze backen, bis alles knusprig ist (30 bis 40 Min.).
Der Kartoffelteig ist auch für Kartoffelpuffer ohne Ei und Mehl geeignet!

Gemüsebrühe (46)

Werfen Sie die »Abfälle« beim Gemüseputzen nicht weg: alles, was sauber und nicht verdorben (verfault, angeschimmelt) ist, aber sonst für ungenießbar gehalten wird, kann zu einer sehr gesunden und wohlschmeckenden Brühe ausgekocht werden: zähe Kohlstrünke, äußere Blätter bei Salat und Kohlköpfen (wenn diese aus pestizidfreiem Anbau stammen!), ältere Porreeblätter, gut gebürstete Schalen von Sellerie und Karotten und vieles mehr. Dazu geben Sie einige sauber gebürstete, ungeschälte, gewürfelte Kartoffeln, einige grobzerschnittene Karotten, oder ein paar Stücke Sellerie und eine Handvoll frische Kräuter, und lassen das Ganze, mit Wasser bedeckt, ein bis zwei Stunden schwach kochen. (Gemüsebrühe möglichst nicht im Schnellkochtopf oder Dampftopf bereiten, da die Aromen sich bei der höheren Temperatur nicht so gut halten!) Diese Brühe ist wahre Medizin: sie ist stark basenüberschüssig und wirkt oft anregender als eine Tasse Kaffee, wenn Sie sich abgespannt fühlen. Die Brühe ist auch eine erstklassige Suppengrundlage.

Salate und Salatsaucen

Fast alles, was eßbar ist, kann man nicht nur zu Suppe, sondern auch zu Salat verarbeiten. »Nudelsalat!« war die Parole und letzte Rettung in meiner Studentenzeit, wenn sich viele und hungrige Gäste angesagt hatten, denen man, mangels Geschirr, ein Abendessen auf Papptellern anbieten mußte. Mit Salatrezepten (inklusive all der delikaten Fleisch-, Fisch-, Muschel-, Eier-, Käse-, Wurstsalate, von Gemüsen, Grünzeug und Früchten ganz zu schweigen!) könnte man Bände füllen. Die Zeit, die Sie zum Studium von Kochbuch-Folianten brauchen, verwenden Sie besser darauf, mit Mut und Fantasie eigene Salate zu erfinden, aus den Zutaten, die Ihnen gerade zur Verfügung stehen, und die für Sie verträglich sind. Ein wichtiger Punkt, besonders bei Nahrungsmittelallergie, ist die Salatsauce (in vornehmen Restaurants »Dressing« genannt), und darin speziell die saure Komponente, die nun einmal zu einem Salat gehört. Wenn Sie Essig, saure Sahne, Joghurt, Senf, Eier vertragen, können Sie alle Salatsaucen der »normalen« Küche genießen, von der Sauce Vinaigrette bis zur Mayonnaise; wenn nicht, müssen Sie nach »unkonventionellem« Ersatz Ausschau halten. (Auch hier ist auf Verträglichkeit zu testen!) Auf S. 152 sind einige Möglichkeiten beschrieben, Essig in Salatsaucen zu ersetzen. Auch die zweite Grundkomponente, die ölige, kann einmal etwas Ungewöhnliches sein, zum Beispiel eine Nuß- oder Mandelsahne. Was dabei herauskommt, ist oft delikater als eine »normale« Sauce.

Die nachstehenden Beispiele sind nur einige von zahlreichen möglichen Kombinationen:

Apfel-Distelöl-Sauce (47)

Einen säuerlichen mittelgroßen Apfel schälen, vierteln, entkernen. Im Mixer so viel Wasser dazugeben, daß die Messer gut bedeckt sind. Eine große Messerspitze Salz und, wenn verträglich, eine kleine Messerspitze Vitamin-C-Pulver (Ascorbinsäure) dazugeben (letztere verhindert das Bräunen des Apfels und schützt die natürlichen Vitamine, außerdem säuert sie stärker an). Auf höchster Stufe zu feinem Püree zerschlagen, dann 2 bis 3 EL Distelöl (oder ein anderes kaltgepreßtes Öl) dazugeben und

einmixen. Wenn verträglich und gewünscht, kann mit dem Apfel zusammen eine Knoblauchzehe püriert werden. Wenn Sie frisches Basilikum haben, mixen Sie ein paar Blättchen dazu (mit oder ohne Knoblauch): das Ergebnis ist märchenhaft!
Die Sauce paßt zu den meisten Rohkostsalaten, besonders gut aber zu Endivien und Chicorée.

Apfel-Haselnuß-Sauce

Eine Haselnußsahne herstellen: 50 g Haselnüsse (ungeröstet) mit 150 ml Wasser oder Apfelsaft 1 Min. im Mixer auf höchster Stufe pürieren, 1 bis 2 saure Äpfel (geschält, geviertelt, entkernt) und 1 Msp Vitamin C und 1 große Msp Salz dazugeben, ebenfalls pürieren. Die Sauce ist mild und cremig, sie kann mit etwas Zitronen- oder Limonensaft stärker angesäuert und mit Pfeffer, Knoblauch, Schnittlauch, stärker gewürzt werden. Für alle Salate mit starkem Eigengeschmack (Endivien, Radicchio, Rettich, Radieschen, Gurke, Senfkeimlinge, Kresse usw.) geeignet.

Apfel-Walnuß-Sauce

Sie wird genauso wie die Apfel-Haselnuß-Sauce hergestellt, nur mit Wal- oder Pekannüssen. Ihr Eigenaroma ist sehr ausgeprägt; sie eignet sich besonders gut zu gemischten Gemüse-Fruchtsalaten (zum Beispiel Pflücksalat mit Radieschenscheiben und Apfel- und Ananasstückchen).

Ananas-Walnuß-Sauce

Eine Walnuß-Sahne herstellen (s. oben), dazu eine halbe Scheibe frische Ananas mixen (die Ananas vorher in Stückchen schneiden, vor allem quer zur Faser), Salz und evtl. Vitamin C dazugeben.

Limone-Mandel-Sauce

Eine Mandelsahne herstellen (aus ungeschälten oder abgezogenen Mandeln; die ungeschälten haben stärkeres Mandelaroma): 50 g Mandeln mit 150 ml Wasser pürieren, Salz und den Saft einer Limone (Zitrone) dazumixen. Besonders gut zu roh geraffelten Karotten!

Orangen-Mandel-Sauce

Sie wird wie die Limone-Mandel-Sauce hergestellt, nur mit Saft von sauren Saftorangen plus etwas Vitamin C.

Nach der gleichen Methode können Sie kombinieren: Pürierte frische Sauerkirschen (oder ungesüßten Sauerkirschsaft), ungesüßte Preiselbeeren (oder -saft), ungesüßten Sanddornsaft (hat starken Eigengeschmack); mit den bereits erwähnten Nüssen und Mandeln, außerdem mit Cashewnüssen, Sonnenblumenkernen, Tahini (Sesampaste) oder mit allen Sorten von kaltgeschlagenen Ölen.
Wenn Sie Schaf- und/oder Ziegenkäse vertragen, probieren Sie folgende Saucen:

Joghurt-Sauce (53)

Falls Sie Ziegen- oder Schafjoghurt bekommen können: Mischen Sie 150 ml davon mit gehackten Kräutern, zerdrücktem Knoblauch, Pfeffer und etwas Salz; auch etwas kaltgeschlagenes Öl können Sie unterrühren.

Feta-Sauce (54)

Etwa 30 g Feta (bulgarischen oder griechischen Schafkäse) im Mixer mit saurem Apfelsaft, oder halb Zitronensaft, halb Wasser, pürieren. So viel Flüssigkeit verwenden, daß eine geschmeidige Creme entsteht. Dazu Salz, evtl. Pfeffer und 2 bis 3 EL kaltgeschlagenes Öl mixen.

Roquefort-Sauce (55)

Nehmen Sie statt Feta Roquefort im obenstehenden Rezept. Diese Sauce hat starkes Eigenaroma und eignet sich für »milde« Salate (Pflücksalat, Kopfsalat, Knollenfenchel, rohe Zucchini).

Eine mexikanische Spezialität ist

Guacamole (56)

Sie kann auf grünen Salatblättern, aber auch zu gerösteten Tortillas, zu anderen mexikanischen Gerichten, und — besonders delikat! — zu in der Schale gebackenen Kartoffeln gegessen werden.

Pro Person brauchen Sie:

1 große reife Avocado
½ EL gehackte Zwiebeln
oder 2 zerdrückte
Knoblauchzehen
1 bis 2 reife Tomaten,
gehäutet und entkernt,
grobgehackt
etwas Cayennepfeffer
oder frische, entkernte,
feingeschnittene
Chilischote

1 TL feingehackte
Korianderblätter
(Cilantro) oder
Petersilie
1 Msp Salz
etwas frisch ge-
mahlenen schwarzen
Pfeffer
1 TL Zitronen-
saft

Das Avocadofleisch mit der Gabel zu glattem Brei zerdrücken, die Tomaten und alle anderen Zutaten unterrühren. Wenn Sie Guacamole als Salatsauce verwenden
wollen, verdünnen Sie sie mit etwas Zitronensaft und/
oder Tomatensaft. Guacamole muß frisch serviert oder
mit Folie bedeckt im Kühlschrank aufbewahrt werden,
weil sie an der Luft mit der Zeit braun wird. (Als chemisch neutrale Folie eignet sich besonders Kalle-Bratfo-
lie. Von der Verwendung von Alufolie in der Küche ist
aus mehreren Gründen abzuraten: Aluminium wird
durch Säuren in Gemüse und Fleisch aus der Folie gelöst; es ist keineswegs harmlos. In letzter Zeit wird Alu-
miniumbelastung als eine mögliche Ursache frühzeitiger
Senilität, der Alzheimer'schen Krankheit, betrachtet.
Zum zweiten ist die Produktion von Alufolie wenig umweltfreundlich, da sie unter hohem Verbrauch von elek-
trischem Strom erfolgt.)
Übrigens: Um »Salat« zu genießen, braucht man nicht
unbedingt eine Salatsauce! Haben Sie schon mal von einer Chicoréestange abgebissen, ganz ohne alles? Oder
von einem saftigen rohen Kohlrabi? Es geht Ihnen damit

sicher wie mir: Man kann nicht genug davon kriegen, und die weitere Zubereitung erübrigt sich!
Im folgenden gebe ich Ihnen 4 Rezepte weiter, die in meiner Familie ein Dauererfolg sind:

Wintersalat »Multicolor«

Gemüsepaprika (mög-
lichst grün, rot, gelb)
Stangensellerie und/oder
Chicorée
einige schwarze Oliven
und/oder Weintrauben
Weinessig oder
Zitronensaft

Olivenöl
Salz
1 TL der selbstgemachten
scharfen Chilisauce
(Rez. Nr. 66)
evtl. feingeschnittene
Zwiebeln oder
Schalotten

Den Paprika in dünne Ringe oder Streifen schneiden, Stangensellerie oder Chicorée nicht zu fein schneiden. Zur Salatsauce Essig oder Zitronensaft mit der gleichen Menge Wasser verdünnen (damit es nicht stechend sauer schmeckt), Salz, Chilisauce und evtl. einen TL Fruchtzucker darin lösen, mit reichlich Olivenöl kräftig mischen, unter den Salat heben. Mit Oliven oder Weintrauben garnieren.

Karotten-Sellerie-Rohkost

3 bis 4 Karotten
eine viertel bis halbe
Sellerieknolle (etwa halb

soviel an Gewicht
wie die Karotten)
eine zarte Stange Porree

Karotten und Sellerie nicht zu fein raffeln, den gut gewaschenen Porree ganz fein schneiden (erst mehrmals längs schneiden, dann ganz eng quer; auch die zarten grünen Blätter verwenden!).

Zuerst mit kaltgeschlagenem Öl beträufeln (nicht zu sparsam), dann mit Zitronen- oder Limonensaft. Nach Geschmack salzen (muß nicht sein!). Oder mit Limonen-Mandel-Sauce (Rez. Nr. 51) anrichten.

Rote-Bete-Salat 〔59〕

Dieses Hausmacherrezept ist ein Erbstück von meiner fränkischen Großmutter; in meiner Familie wird es immer wieder verlangt.

Pro Person:

1 Rote Bete,	*1 TL Anis, möglichst*
gekocht, geschält,	*im Mörser angestoßen*
in Scheiben oder	*oder frisch gemahlen*
Würfel geschnitten	*Essig*
1 kleine Zwiebel,	*Olivenöl*
in Ringe geschnitten	*Salz*

Alle Zutaten gut vermischen und möglichst einige Stunden ziehen lassen. Wenn Sie Essig nicht vertragen, können Sie Zitronensaft nehmen (aber das Wahre ist es nicht!).

Bohnensalat mit Kürbiskernöl 〔60〕

Das Rezept stammt aus der Steiermark; dort wird der Ölkürbis auf großen Feldern angebaut, und im Spätherbst kann man das frischgepreßte Kernöl auf den Märkten kaufen. Es sieht beim Durchschauen dunkelrot aus (infolge der Fluoreszenz des reichlich darin gelösten Chlorophylls) und hat einen stark nußartigen Geschmack.

Große weiße Bohnen über Nacht einweichen, kochen, abgießen, abkühlen lassen. Mit feingeschnittenen Zwiebeln, Essig, Salz und reichlich Kürbiskernöl gut vermischen, durchziehen lassen.

Milchsauer eingelegte Gemüse

Zum Beispiel Sauerkraut, milchsaure Karotten, Gurken, Bohnen ergeben hervorragende, sehr gesunde Salate, falls sie sich im Test als verträglich erweisen. Eine Salatsauce ist nicht notwendig, aber kaltgepreßtes Öl kann zugesetzt werden. Auch bei Unverträglichkeit von Milch werden milchsaure Gemüse oft gut vertragen.

Milchsaure Gemüse bekommen Sie in Reformhaus und Bioladen. Sie können aber auch selbst Gemüse einsäuern. Anleitung dazu erhalten Sie in dem Büchlein: »Die Milchsäuregärung«, von Maria Lingenfelder (Waerland-Verlag).

Übrigens: Ich hoffe, daß Sie nicht zu den übereifrigen Hausfrauen gehören, die einen Endivien- oder Chicoréesalat »blanchieren«, das heißt, geschnitten in warmes Wasser legen, um ihn zu entbittern. Was danach übrigbleibt, ist mehr oder weniger grüngefärbte Zellulose. Die Bitterstoffe in diesen Salaten regen die Leber- und Gallenfunktion an; es sind genau die Stoffe, die Sie teuer in Medikamenten, Leber-, Galle-Tees und Verdauungs-Elixieren kaufen!

Kräuter

Als »Kräuter« kennen die meisten nur jenen graugrünen Staub oder das mißfarbene zerschnitzelte Heu, das man für teures Geld in kleinen Gläschen kauft. Es ist nur ein schwacher Abglanz der wahren Herrlichkeit! Hohnlachen schüttelt mich, sehe ich auf Supermarktregalen gereiht, mumifizierten Schnittlauch, mausetote Petersilie oder gar Basilikum, jenes Zauberkraut, dessen Duft aus Tausend-und-einer-Nacht beim Trocknen unwiederbringlich entflieht. Möchten Sie einen Tee aus frischer Zitronenmelisse probieren? Sie werden sie nicht wiedererkennen! Vor allem an Salaten sind frische Kräuter durch nichts zu übertreffen.

Und dabei ist es gar nicht so schwer, in den Genuß frischer Kräuter zu kommen. Die Auswahl in Gemüsegeschäften ist zwar leider meist bescheiden, und taufrisch ist das Grünzeug auch nicht mehr. Außerdem sind »konventionell« angebaute Kräuter in der Regel mit viel Dünger gezogen, fett und mastig und schwach im Aroma. Warum nicht selber ziehen? Sie brauchen nicht einmal einen Garten dazu; ein Blumenkasten am Fensterbrett oder auf dem Balkon ist gerade richtig (wenn Sie nicht an einer Hauptverkehrsstraße wohnen, wo die Pflänzchen zuviel Blei und Benzpyren schlucken müssen!). Mit etwas Frostschutz oder in einem ungeheizten hellen Raum können Sie die meisten mehrjährigen Kräuter leicht über den Winter halten und laufend davon ernten. In meiner Familie ist man daran gewöhnt, im Dezember frischen Majoran in der Suppe zu haben. Mein Chilibäumchen im Topf hat diesen Herbst ein früher Frost noch im Freien ereilt, nachdem ich drei Jahre lang fast ununterbrochen höllisch scharfe und herrlich aromatische Chilischoten davon geerntet hatte.

Es gibt noch einen Grund, frische Kräuter getrockneten

vorzuziehen: Beim Welken und Trocknen und später bei Zutritt von Luftfeuchtigkeit werden Kräuter in der Regel von Schimmelpilzen besiedelt. Wer allergisch gegen Schimmelpilze ist, muß getrocknete Kräuter (auch Kräutertees) meiden. Oregano ist das einzige Kräutlein, bei dem ich die getrocknete Handelsware dem Eigenbauprodukt vorziehe. Nur unter süditalienischer Sonne entwickelt Oregano die ganze Fülle seines Aromas; bei uns angebaut, schmeckt er meist fade.

Lassen Sie mich hier eine Lanze brechen für ein — genaugenommen zwei — Pflänzchen, die Sie leicht selbst anbauen können und die für die Diätküche höchst wertvoll sind. Ich meine den Sommer- und den Winterportulak (Winterpostelein). Beide waren in früheren Zeiten beliebte Gemüsepflanzen und Gartenkräuter.

Der Sommerportulak *(Portulaca sativa)* wird im Frühjahr gesät, er braucht Wärme und Feuchtigkeit. Die fleischigen Blätter schmecken saftig und leicht säuerlich; sie enthalten viel Kalium und Magnesium und mehr als doppelt soviel Vitamin C wie Kopfsalat. Besonders gut schmecken sie zu Gurkensalat, aber auch in jeder anderen Mischung. Sie können gedünstet werden und ergeben ein mildes spinatähnliches Gemüse, das im Gegensatz zum echten Spinat kaum Oxalsäure und Nitrat enthält. Der Winterportulak *(Montia perfoliata)* wird Ende August bis Anfang September ausgesät; er ist absolut winterhart. In geschützter Lage und mit etwas Frostschutz wächst er selbst im Winter, bei wenigen Grad über Null, auch in einem Blumenkasten auf dem Großstadt-Balkon! In England heißt er »Miner's lettuce« (Bergleute-Salat). Er war für die arme Bevölkerung im Kohlenrevier von Wales die wichtigste Quelle von Vitamin C im Winter und Frühjahr. Man kann die Blättchen, die straußförmig aus einer Rosette emporwachsen, laufend abschneiden; es wachsen immer neue nach, bis weit ins Frühjahr, wenn er weiße

Blütchen zu treiben beginnt, die wie ein Biedermeier-sträußchen von einem Hochblatt umgeben sind und einen intensiven Honigduft ausströmen. (Auch diese Sträußchen kann man essen!) Er wird zubereitet wie der Sommerportulak; wie dieser hat er den Vorteil, wenig Oxalsäure und Nitrat zu enthalten.

Die beiden Portulak-Arten sind nicht mit anderen Gemüse- und Salatpflanzen verwandt; Allergie dagegen ist sehr unwahrscheinlich.

Das beste (und preiswerteste) Buch über den Selbstanbau von Kräutern, das ich kenne, ist:

»Küchenkräuter — selbst gezogen« von Helga Fritzsche, Gräfe und Unzer Verlag. Von derselben Verfasserin gibt es: »Kräuter und Gewürze aus dem eigenen Garten«, BLV Gartenberater.

Noch ein Tip: Verwenden Sie anstelle von Knoblauchzehen in feinen Salaten, Suppen usw. doch einmal feingeschnittene, frische Knoblauchblätter! Woher nehmen, werden Sie fragen. Ganz einfach: Pflanzen Sie eine ganze Knoblauchknolle (oder mehrere) in einen mittelgroßen Blumentopf mit guter Humuserde. Der obere Teil sollte etwa 2 cm mit Erde bedeckt sein. Nur müssen Sie sich dazu unbehandelten Knoblauch aus pestizidfreiem Anbau besorgen, denn heutzutage ist der Knoblauch, den Sie in Gemüsegeschäften bekommen, mit Chemikalien (vielleicht sogar durch radioaktive Bestrahlung) gegen das Austreiben behandelt. (Wenn überhaupt Blätter herauswachsen, dann sind sie verkrüppelt und fadenförmig.) Die austreibenden zarten Blätter können Sie wie Schnittlauch immer wieder abschneiden.

In Samenhandlungen wird neuerdings Samen von »chinesischem Schnittlauch«, auch »Knolau« genannt, angeboten. Nach meiner Erfahrung reicht er im Aroma bei weitem nicht an Knoblauchblätter heran; er ist auch gegen stärkeren Frost empfindlich, während Knoblauch das winterhärteste Gewächs ist, das ich je erlebt habe! Pflanzen Sie in Ihrem Garten Knoblauchzehen im Herbst aus, nicht erst im Frühjahr: Sie ernten durch die längere Wachstumszeit im nächsten Sommer viel größere Knollen.

Gewürze und Gewürzsaucen

Gewürze machen unser Essen nicht nur schmackhaft, sie regen auch die Stoffwechselfunktionen an, besonders den Gallenfluß, der nicht nur Verdauungs-, sondern Entgiftungsfunktion in unserem Körper hat. Über Gewürze kann man ganze Bücher schreiben (die gibt es bereits, z. B.: das »Heyne Gewürzbuch«).
Nur auf einige will ich mich deshalb hier beziehen.

Curry ⑥②

ist eine Mischung tropischer Gewürze, die meist aus folgenden Zutaten besteht:
Gelbwurzelpulver, Pfeffer, Ingwer, Koriander, Kreuzkümmel, Kardamom, Muskat, Zimt, Cayennepfeffer. Dazu können noch kommen: Paprika, Piment, Nelke und einige andere. Es gibt zahlreiche Currymischungen. Die südindischen Rezepte (Madras-Curry) sind besonders scharf. Testen Sie einen guten Curry! Wenn verträglich, kann er Ihren Speisezettel enorm bereichern.

Sojasauce ⑥③

ist unerläßlich, wenn Sie chinesische Gerichte kochen wollen, aber auch in allen mitteleuropäischen Gemüse-,

Fleisch- und Fischgerichten ist sie als Würze verwendbar. Wenn Sie Weizen nicht vertragen, achten Sie darauf, eine weizenfreie Sojasauce (z. B. die japanische Tamari-Sauce) zu bekommen.

Sojasauce ist ein (Schimmelpilz-)Gärungsprodukt aus Sojabohnen; testen Sie auf jeden Fall die Verträglichkeit!

Miso (64)

ist ebenfalls ein Gärungsprodukt aus verschiedenen Getreiden oder Sojabohnen. Es gibt zum Beispiel Reis-Miso, das Sie bei Weizenempfindlichkeit als Suppenwürze verwenden können.

Senf (65)

Der übliche Senf ist eine Mischung aus gemahlenen Senfkörnern, Salz, Essig, Gewürzen. Wenn Sie Essig nicht vertragen, versuchen Sie, im Reformhaus oder Bioladen einen mit Zitronensaft angemachten Senf zu bekommen.

Scharfes und Superscharfes

Eine kluge Ärztin riet mir einmal: »Wenn Leber und Gallenblase nicht recht wollen, essen Sie nicht zu langweilig! Gewürze regen die Leber an, sich selbst zu reinigen!« Nicht umsonst sind scharfe Gewürze in allen Küchen der Tropen und Subtropen so beliebt. Sie wirken sicher auch vorbeugend gegen Darminfektionen, wie mir ein indischer Arzt versicherte.

Scharfe Chilisauce

5 frische rote scharfe
Chilischoten (oder
5 getrocknete, 1 Std.
in etwas Wasser
eingeweicht)
1 geschälten, entkernten
säuerlichen Apfel

1 Msp Salz
2—3 Zehen Knoblauch
mit Saft von
1 Zitrone oder Limone
(wenn nötig, mit etwas
Wasser) im Mixer
pürieren

Die Sauce ist im Kühlschrank wochenlang haltbar, sie
kann anstelle von Tabasco-Sauce verwendet werden.

Chutney, extrascharf

5 rote oder grüne scharfe
Chilischoten (nicht
entkernt)
2 geviertelte Zwiebeln
10 Zehen Knoblauch
(oder frische
Knoblauchblätter,
falls Sie einen
Garten haben!)

2 Zweiglein frische
Pfefferminze und einige
Korianderblätter (Cilantro,
chinesische Petersilie)
Saft von 1 Zitrone
oder Limone
$\frac{1}{2}$ TL Meersalz, mit etwas
Wasser nach Bedarf im
Mixer pürieren

Delikat zu Steaks, Fleischfondue und Reisgerichten!
Korianderblätter können Sie leicht selbst ziehen (auch im
Blumentopf am Fensterbrett): Sie stecken einfach ein
paar Korianderkörner 1 cm tief in die Erde. Koriander
braucht's zum Keimen feucht und warm. Die Blätter sehen ähnlich wie Petersilie aus und haben einen sehr
exotischen Geruch und Geschmack!

Süß ohne Sünde

Der Drang nach Süßem scheint uns Menschen angeboren zu sein (vielleicht ererbt von unseren Vor-Vorfahren auf den Bäumen??). Dummerweise ist er bei den meisten von uns mit der Neigung verbunden, des Guten zuviel zu tun. Der Drang kann zur Sucht werden, mit allem, was dazu gehört: dem Immer-wieder und Immer-mehr. (Davon lebt ein beträchtlicher Teil der Lebensmittelindustrie. Das Kapitel des Kolonialismus, Überschrift »Zucker«, ist eines der traurigsten und blutigsten der Weltgeschichte. Das Kapitel der Medizin, mit der gleichen Überschrift, ist nicht weniger traurig. Doch es wird noch eine Weile dauern, bis sich die Schulmedizin dazu bekennt.) Zucker ruiniert die Zähne nicht nur von außen, sondern von innen. Durch hohen Zuckerkonsum wird der gesamte Mineralhaushalt des Körpers verändert, neben anderen wichtigen Stoffwechselfunktionen, die schon beim Stichwort »Hypoglykämie« angedeutet wurden.

Wenn Sie — durch die Test- und Rotations-Diät — vom Zucker weitgehend »entwöhnt« sind, werden Sie feststellen, daß Ihre früheren »süßen Sünden« Ihnen gar nicht mehr so recht schmecken wollen. Testen Sie ein Stück Torte, oder einen Schokoladenriegel, oder was immer Sie vorher besonders gemocht haben: Ich bin sicher, daß es Ihnen jetzt viel zu süß ist. Nach drei Bissen haben die meisten schon genug (manche schon nach dem ersten!).

Aber Sie brauchen nicht ganz verzichten. Jetzt, wo Ihr Geschmackssinn wieder feineren Reizen zugänglich ist, werden Sie die Süße in einer Frucht, im Honig, ja sogar in einem reifen roten Gemüsepaprika oder in jungen Salatblättern erst richtig genießen können.

Die Zuckersorten (Rüben-, Rohr-, Fruchtzucker, Honig

usw.), die sich beim Testen als verträglich erwiesen haben, können Sie verwenden — wenn Sie es sparsam tun, und möglichst auf Rotation achten.

Der weiße Haushaltszucker ist blankes Kohlenhydrat, von allen Melassebestandteilen, darunter Vitaminen und Mineralien »gereinigt«. Leider bestehen auch die »braunen« Zucker, die Sie z. B. als »Roh-Rohrzucker« kaufen, aus weißem, raffiniertem Zucker, dem nachträglich ein bestimmter Anteil an Melasse wieder zugesetzt wurde. Das sehen Sie erstens an der Größe der Zuckerkristalle. Echter Rohzucker (z. B. Muscovado von Mauritius, den man in angelsächsischen Ländern kaufen kann) ist ganz kleinkristallin und klebrig, etwa wie kristallisierter Honig. Zum zweiten können Sie folgenden Versuch machen: Geben Sie einen Teelöffel braunen Zucker in ein Glas mit Wasser und schwenken Sie leicht um: Die braune Färbung löst sich im Wasser, und zuletzt bleiben weiße Zuckerkristalle übrig. Immerhin, etwas Melasse ist besser als gar keine. Verwenden Sie also Zucker als Gewürz, nicht als Nahrungsmittel!

Fruchtsalate ⑥⑧

können Sie ganz ohne Zucker zubereiten. Nehmen Sie dazu an frischen Früchten, was Sie bekommen können, eine möglichst bunte Mischung. Schneiden Sie das Obst in kleine Stückchen und gießen etwas hellen, natursüßen Fruchtsaft darüber (z. B. Birnensaft, frischgepreßten Orangensaft). Garnieren Sie mit gehackten Nüssen oder blättrig geschnittenen Mandeln. Oder geben Sie einige Löffel möglichst dicke Nuß- oder Mandelsahne darüber, anstelle von Schlagsahne (falls diese unverträglich ist).

Kompotte (69)

bestehen aus in Wasser gekochten Früchten, ganz oder
püriert (z. B. Apfelkompott). Für manche empfindliche
Personen sind Kompotte besser verträglich als rohe
Früchte. Sehr saure Früchte (Johannisbeeren, Stachel-
beeren) und Rhabarber müssen gesüßt werden. Wenn
verträglich, nehmen Sie Süßstoff (mit Vorbehalt zu empfehlen!), oder wenden Sie folgenden Trick an, um Zuk-
ker zu sparen:
Kochen Sie die Früchte oder den Rhabarber ohne Zuk-
ker, lassen das Kompott abkühlen, und geben dann erst
den Zucker dazu. Bei Rhabarberkompott brauchen Sie
damit nur halb soviel Zucker! Ein weiterer Trick besteht
darin, an Süßspeisen aller Art ein winziges Stäubchen
Salz zu geben (schmecken Sie vorsichtig ab! Pro Kom-
pottschüssel genügen nur wenige Körnchen Salz). Dadurch wird die Süßempfindung verstärkt und Zucker ge-
spart.

Fruchtgelees (70)

— »Wackelpeter« mit Früchten — sind die Wonne der
Kinder. Nehmen Sie dazu gemahlene farblose Gelatine.
Diese wird aus Rinder- und Kalbsknochen gewonnen;
sie ist fast immer gut verträglich.
Bereiten Sie einen Salat aus rohen, möglichst bunten
Früchten (etwas weniger als $\frac{1}{2}$ Liter zerschnittene Früchte). Für $\frac{1}{2}$ Liter Flüssigkeit brauchen Sie 1 Päckchen gemahlene Gelatine. Als Flüssigkeit nehmen Sie einen hellen Fruchtsaft, möglichst mit etwas Zitronen- oder Limonensaft parfümiert und nach Geschmack sparsam gesüßt. Rühren Sie die Gelatine mit einigen Eßlöffeln kaltem Fruchtsaft an und bringen Sie inzwischen $\frac{1}{4}$ Liter der
Flüssigkeit zum Kochen. Rühren Sie die gequollene Gelatine ein, bis alles gelöst ist. Dann rühren Sie den etwas

angewärmten Rest des Saftes darunter und gießen die Mischung in eine Glasschale über die Früchte. Rühren Sie durch, damit sich die Früchte verteilen. Kühl stellen. Mit einigem Geschick können Sie das völlig erstarrte Gelee stürzen und nach Belieben verzieren.

Rote Grütze mit Perlsago ⑦

Bringen Sie $\frac{1}{2}$ Liter roten Fruchtsaft (möglichst ungesüßt) zum Kochen und rühren Sie 35 g (ca. 3 schwach geh. EL) Perlsago ein. Lassen Sie auf kleiner Flamme so lange köcheln, bis keine weißen Körnchen mehr zu sehen sind. Etwas abkühlen lassen, süßen, in Portionsschalen gießen. Kann mit Schlagsahne, Mandelsahne oder frischen Früchten verziert werden. Ideal für den Kindergeburtstag!
Mit Sago können Sie auch Fruchtkaltschalen zubereiten, wenn Sie mehr Fruchtsaft nehmen.

Pudding ⑦

Die käuflichen Puddingpulver bestehen aus Maisstärke. Leider enthalten die »normalen« Puddings aus der Tüte auch synthetische Farb- und Aromastoffe. Im Reformhaus können Sie Puddingpulver mit Naturaromen bekommen. Doch es ist gar nicht schwer, selber einen Pudding zu komponieren, aus den Zutaten, die für Sie (Ihr Kind) verträglich sind. Sie brauchen ein helles Mehl, oder reine Stärke, oder Grieß (z. B. Maisgrieß). Maisstärke ist z. B. Gustin, Mondamin.
Reisstärke oder feines Reismehl bekommen Sie im Reformhaus oder Bioladen, Kartoffelstärke in jedem Lebensmittelgeschäft. Pfeilwurzelmehl finden Sie in den meisten Bioläden und Reformhäusern.
Wenn Milch unverträglich ist, ersetzen Sie sie durch Sojamilch, Mandelmilch, Nußmilch. Aroma bekommt der

Pudding durch Vanille, Zimt oder selbstgemachte Nougat-Milch (s. u.)

Mandelpudding (73)

Mixen Sie 50 g abgezogene oder ungeschälte Mandeln (bei letzteren ist der Eigengeschmack stärker) mit 150 ml Wasser 1 Min. auf höchster Stufe, füllen Sie mit Wasser auf $\frac{1}{2}$ Liter auf. Bringen Sie die Mandelmilch zum Kochen und schlagen Sie mit dem Schneebesen 40 g (ca. 4 schwach gehäufte EL) Mais- oder Reisstärke (bzw. Reismehl; in etwas kaltem Wasser angerührt) hinein. Bei kleiner Hitze rühren, bis der Pudding dick wird, dann ca. 30 g geriebene Mandeln und etwas Vanillemark einrühren, süßen, einige Körnchen Salz dazugeben. Den Pudding in flache Glasschalen füllen, abkühlen lassen, mit frischen oder gedämpften Früchten garnieren.

Nougatpudding (74)

Rösten Sie 50 g Haselnüsse auf dem Backblech bei Mittelhitze etwa 10 Min. (bis sich die Samenhaut abzulösen beginnt). Mixen Sie die gerösteten Nüsse mit 150 ml Wasser 1 Min. auf höchster Stufe. Füllen Sie mit Wasser auf $\frac{1}{2}$ l auf, bringen diese Nußmilch zum Kochen und rühren 40 g Maisstärke, Reismehl oder Pfeilwurzelmehl (mit kaltem Wasser angerührt) hinein. Etwas abkühlen lassen, süßen. In Glasschale anrichten, mit gerösteten, gehackten Haselnüssen garnieren.
Sie können zusätzlich Rosinen oder feingeschnittene Trockenfrüchte hineingeben.

Maisgrieß-Haselnußpudding (75)

Mixen Sie 50 g ungeröstete Haselnüsse mit 150 ml Wasser, füllen Sie auf $\frac{1}{2}$ l auf. Diese Haselnußmilch bringen

Sie zum Kochen und lassen 100 g Maisgrieß (fein oder grob) unter Rühren hineinlaufen. Auf kleiner Hitze unter Rühren ausquellen lassen. Dann süßen und evtl. einen TL Zimt und/oder Rosinen unterrühren, in Glasschale füllen und kühl stellen.

Karob

können Sie anstelle von Kakao verwenden, zum Beispiel für einen Schokoladenpudding. Ehrlich gesagt, ich kann Karob nicht viel abgewinnen, und ich kenne viele, denen es ähnlich geht. Allergien gegen Karob sind durchaus nicht selten!

In einam alten, längst vergriffenen Kräuterbuch fand ich folgendes Rezept:

Preiselbeeren, ohne Zucker einzumachen

»Die Preiselbeeren werden verlesen und gewaschen, dann aber, nachdem sie trocken abgetropft sind, in einer Casserolle, die zu der doppelten Menge Platz bietet, aufs Feuer gesetzt. Hier schwenkt man sie öfters um, bis sie am Kochen sind und der Saft ausfließt. Dann bringt man sie bei stärkerem Feuer vollends zum Kochen, läßt sie ein paarmal aufkochen und füllt sie heiß in Töpfe oder Gläser. Nach dem Erkalten werden diese mit Papier oder Blase überbunden. Die so eingemachten Beeren werden beim Gebrauche mit Zucker vermischt.«

Bananen sind gedünstet oder gegrillt für manche besser verträglich als roh. Dazu folgendes Feinschmecker-Rezept:

Gebratene Bananen in Honig (77)

In eine feuerfeste Form geschälte Bananen nebeneinander legen (dicht an dicht) und mit flüssigem Honig überträufeln. Wenn verträglich, einige Butterflöckchen oder Diätmargarine darauf verteilen, mit Zimt überstäuben. Die Bananen offen in der Backröhre bei Mittelhitze garen, bis der gezogene Saft etwas eingedickt ist (u. U. darin einmal umdrehen). Auch unterm Infragrill kann dieses Rezept zubereitet werden. »Sündige« Variante: Beim Auftragen mit echtem Rum flambieren!

Eis (78)

Fast jedes »normale« Eis enthält Milch oder Sahne. Doch wenn Milch unverträglich ist, müssen Sie nicht auf Eis verzichten. Aus frischen, pürierten, gesüßten Früchten können Sie in der Eismaschine ein Fruchtsorbet herstellen (besonders delikat: frische Erdbeeren, möglichst mit ein paar Walderdbeeren oder Monatserdbeeren vermischt).

Auch aus Nuß- und Mandelsahne kann man Eis herstellen. Man muß sie nicht einmal in der Eismaschine rühren, sondern kann sie einfach tiefgefrieren und eine Stunde vor dem Servieren in den Kühlschrank stellen, dann hat sie gerade die richtige Konsistenz. Zum Beispiel:

Nougateis (79)

Für ¼ l Eis 50 g Haselnüsse anrösten und mit 150 ml Wasser mixen. Auf 250 ml mit Wasser auffüllen, süßen (mit Zucker oder Ahornsirup) und einige Körnchen Salz dazugeben. Tiefgefrieren.

Walnuß-Ananas-Eis (80)

Eine Scheibe frische Ananas in kleine Würfelchen schneiden, etwas süßen. 50 g ungeröstete Walnüsse (Pekannüsse) mit 150 ml Wasser mixen, auf 250 ml auffüllen, süßen. Die Ananasstückchen unter die Walnußsahne heben, die Masse tiefgefrieren.

Mandeleis mit Vanille (81)

50 g abgezogene Mandeln mit 150 ml Wasser mixen, etwas Vanillemark hineingeben, auf 250 ml auffüllen, süßen und nochmals durchschlagen, einige Körnchen Salz nicht vergessen! Tiefgefrieren.

Mandeleis mit Zimt (82)

Dasselbe Vorgehen wie vorher, nur die Vanille durch 1 gestr. TL Zimt ersetzen. Sehr fein!

Pfefferminz-Schnee (83)

Eine Erfrischung für heiße Sommertage!
Aus einer Handvoll frischer Pfefferminze (und ein paar Blättchen Zitronenmelisse, wenn möglich) und $1/2$ l Wasser einen starken Tee aufbrühen, abseihen, sofort 1 Päckchen farblose Gelatine (vorher in etwas Wasser gequollen) einrühren. Abkühlen, süßen, Saft von $1/2$ Zitrone oder Limone darangeben. Wenn die Gelatine erstarrt ist, ins Tiefkühlfach stellen. Im halbgefrorenen Zustand mit dem Schneebesen oder Handmixer kräftig mehrmals durchrühren, bis die Masse wie Eiskristalle aussieht. Tiefgefrieren, von Zeit zu Zeit durchrühren. Eine kleine Handvoll frischer Pfefferminzblätter im Tiefkühlfach steif-

gefrieren lassen, schnell zerbröckeln, am besten in tief-
gekühltem Mörser zerstoßen (notfalls mehrmals gefrieren lassen!); die möglichst feinzerstoßenen Blätter unter
das Pfefferminzeis mischen.

Kokos-Dattel-Brot

100 g Kokosraspeln in der trockenen Pfanne oder auf
dem Backblech anrösten, bis sie beginnen, sich goldgelb
zu färben. Abkühlen lassen. 50 g getrocknete Datteln
mit 150 ml Wasser mixen, bis ein Püree entsteht. 1 gehäuften EL Pfeilwurzelmehl daruntermixen. Die gerösteten Kokosraspeln auf dem Boden einer kleinen Form
ausbreiten, so daß sie ihn ca. 1 cm hoch bedecken. Das
Dattelpüree darauf verteilen. Bei Mittelhitze ca. 20 Min.
backen. Das Kokos-Dattelbrot eignet sich gut als Schul-
frühstück oder Wanderproviant.

Kuchen und Plätzchen (85)

Die meisten »normalen« Kuchen und Plätzchen benötigen eine Menge Zucker, um halbwegs akzeptabel zu
schmecken. Bei Diätgebäck ist das nicht grundsätzlich
anders. Also »sündigen« wir ein bißchen, ausnahmswei-
se! In meiner Kinderzeit gab es Kuchen und Plätzchen
nur an Sonn- und Feiertagen. Wenn Sie es ebenso halten, ist Zucker nicht so gefährlich. Doch ein weiterer Ha-
ken ist dabei: Damit es keine Zementplatte, sondern ein
lockeres oder knuspriges Gebäck ergibt, sind entweder
Eier nötig oder Hefe bzw. Backpulver und ein »binden-

des« Mehl (z. B. Weizenmehl), oder eine größere Menge Fett (zum Mürbteig).

Wenn Sie Eier vertragen, aber kein glutenhaltiges Mehl, können Sie z. B. zum Biskuitteig ganz einfach Maisstärke (Gustin, Mondamin) statt Weizenmehl nehmen, Rohrzucker oder Fruchtzucker statt Weißzucker, und Diät-Backpulver (s. S. 152). Das gilt für die meisten Backpulverteige mit Eiern und ohne Milchzusatz.

Reismehl eignet sich, wegen seiner »sandigen« Struktur und seiner geringeren Quellfähigkeit weniger für diese Gebäcke, dagegen hervorragend zu Mürbgebäck.

Kartoffelstärke kann genau wie Maisstärke verwendet werden. Sojamehl sollte man nicht allein, sondern nur in Mischungen verwenden, wegen seines starken Eigengeschmacks.

Böhmischer Apfelkuchen

6 Eier, getrennt
150 g Rohrzucker
75 g feiner Maisgrieß
125 g gemahlene Haselnüsse

evtl. 1 EL Kakao
250 g mittelfein geraffelte Äpfel
1 TL Diätbackpulver

Eigelb mit Zucker schaumig rühren, die übrigen Zutaten unterrühren, zuletzt den Eischnee unterheben. Bei 200°C etwa 45 Min. backen (in gefetteter Spring- oder Kastenform).

Apfel-Walnuß-Kuchen

120 g Kartoffelmehl
120 g Reismehl
120 g Rohrzucker
120 g Butter oder
Pflanzenmargarine
2 große Eier
120 g Rosinen
60 g feingehackte oder
gemahlene Walnüsse

1 großer Apfel,
geschält und
geraffelt
1 geh. TL Backpulver
etwas Salz
1 EL Honig
1 TL Zimt

Die Butter (Margarine) mit dem Zucker verrühren, die Eier und alle anderen Zutaten unterrühren. In gefetteter Kastenform (Teekuchenform) bei Mittelhitze ca. 1 Stunde backen.

Wenn Sie sehr sündigen wollen, bestreuen Sie den Kuchen dünn mit selbstgemachtem *Puderzucker aus Roh-Rohrzucker:*

Braunen Zucker in Mixer trocken einfüllen (bis ca. $\frac{1}{3}$ der Mixer-Höhe), bei mittlerer Tourenzahl Zucker zermahlen. Der Zucker wälzt sich selbsttätig im Mixgefäß um, so daß er ganz gleichmäßig gemahlen wird!

Vanillekipferl (mit Maismehl)

125 g Butter oder
Pflanzenmargarine
125 g ganz helles
Maismehl oder
Maisstärke (Gustin,
Mondamin) oder
eine Mischung aus
Maismehl und Maisstärke

60 g Puderzucker aus
Roh-Rohrzucker (s. vor-
hergehendes Rezept!)
60 g abgezogene,
gemahlene Mandeln
etwas Vanillemark oder
echten Vanillezucker
Prise Salz

Das Fett mit dem Mehl gut abbröseln, Zucker und Mandeln daruntermischen. Wenn der Teig zu bröselig ist, 1 Eigelb (falls verträglich) oder wenig Wasser daruntermischen. Halbmondförmige Kipferl formen, oder walnußgroße Teigstückchen zu Kugeln formen und flachdrükken, auf leicht gefettetem Blech lichtgelb backen (Mittelhitze). Evtl. noch heiß in Vanillezucker wenden.

Zum Schluß noch eine gesunde Köstlichkeit:

Kokoskugeln (89)

100 g getrocknete Datteln   *50 g Rosinen*
100 g getrocknete   *ca. 70 g Kokosraspeln*
(möglichst saftige) Feigen   *1 Msp gemahlener Anis*

Die Trockenfrüchte ganz fein schneiden und zerstampfen; 50 g Kokosraspeln und den Anis dazugeben, einen festen Teig kneten und Kugeln daraus formen, die in Kokosraspeln gewälzt werden. Kühl aufbewahren. (Nur für Erwachsene, und nur, falls verträglich: Den Teig mit einigen Tropfen von echtem Arrak parfümieren!)

Adressen

Klinisch-ökologische Tests und Behandlungen:
Institut für Umweltkrankheiten, Liebenzeller Straße 25, 3501 Emstal, Tel. 0 56 24-80 61

Beratung bei Zöliakie:
Deutsche Zöliakie-Gesellschaft e.V., Filderhauptstraße 61, 7 Stuttgart 70, Tel. 07 11-45 45 14

Glutenfreie Produkte:
Hammermühle Diät GmbH, 6735 Maikammer-Kirrweiler, Tel. 0 63 21-52 85

Informationen über Hyperaktivität bei Kindern:
Deutsche Phosphatliga, 1. Vors. Dr. U. Klemm, Kinderärztin, Rögenweg 39, 2 Hamburg 67, Tel. 0 40-60 35 03.

Beratung bei »klassischen« Allergien (Heuschnupfen usw.):
Allergiker- und Asthmatikerbund e.V., Hindenburgstraße 110, Postfach 165, 4050 Mönchengladbach 1, Tel. 0 21 61-102 07 mit Ortsverbänden in allen größeren Städten.

Biologischer Gartenbau, biologisch und biologisch-dynamisch angebautes Saatgut, Literatur über Anbau, Ernährung usw.:
Keller — Biogarten und Gesundheit, Konradstraße 17, 78 Freiburg i. Br., Tel. 07 61-7 03 13

Förderung wissenschaftlicher Vorhaben auf dem Gebiet gesunder Lebensführung und der Erhaltung und Wiederherstellung gesunder Lebens- und Umweltbedingungen:
Georg Michael Pfaff Gedächtnisstiftung, mit Stiftung Mittlere Technologie und Stiftung Ökologischer Landbau, Eisenbahnstraße 28—30, Postfach 3048, 6750 Kaiserslautern, Tel. 0631-61776 und 0631-64265 Schriftenreihe »Alternative Konzepte« und Zeitschrift »Ökologische Konzepte«.

Hilfen für Kinder mit Asthma, Ekzem oder Heuschnupfen:
Arbeitsgemeinschaft Allergiekrankes Kind e.V., Hauptstraße 29, 6348 Herborn, Tel.: 02772-41237, mit Regionalgruppen in fast allen größeren Städten

Literatur

Calatin, Anne (Hrsg.): Ernährung und Psyche, Erkenntnisse der Klinischen Ökologie und der Orthomolekularen Psychiatrie. Alternative Konzepte Bd. 43, C. F. Müller Verlag Karlsruhe.

Coca, Arthur F.: Der Pulstest, Der Weg zur Erhaltung Ihrer Gesundheit. Hyperion Verlag Freiburg i. Br.

Grefe, Christiane (Hrsg.): Allergien. Konkret Sachbuch, Konkret Verlag, Hamburg.

Hill, Amelia Nathan: Die heimliche Krankheit, Lebensgeschichte einer Allergikerin. AMWY Press, 43 The Downs, London SW20 8HG, England.

Mackarness, Richard: Allergie gegen Nahrungsmittel und Chemikalien, Hippokrates Ratgeber, Hippokrates Verlag Stuttgart.

Randolph, Theron G./Moss, Ralph W.: Allergien: Folgen von Umweltbelastung und Ernährung, Chronische Erkrankungen aus der Sicht der Klinischen Ökologie. Alternative Konzepte Bd. 49, C. F. Müller Verlag Karlsruhe.

Rippere, Vicky: Allergien, Ursachen, Testmethoden, Heilerfolge. rororo Sachbuch, Rowohlt Verlag Reinbek bei Hamburg.

Runow, Klaus-Dietrich: Klinische Ökologie, Umweltkrankheiten — Neue Wege in Diagnose und Therapie. Hippokrates Verlag Stuttgart (v. a. für Ärzte, Medizinstudenten und medizinisch Interessierte).

Katalyse Umweltgruppe Köln (Hrsg.): Chemie in Lebensmitteln. Zweitausendeins Verlag Frankfurt.

Katalyse Umweltgruppe (Hrsg.): Was wir alles schlucken, Zusatzstoffe in Lebensmitteln, mit Tips für den Verbraucher.
Rowohlt Verlag.

Zeitschriften: Ökotest (aktuelle Verbraucherinformationen)
Natur

SACHREGISTER

REZEPTREGISTER

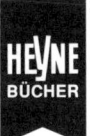
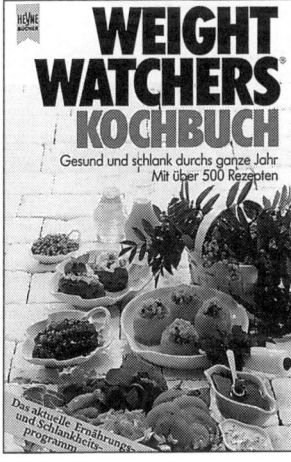

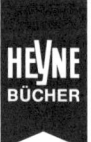

Getränkebücher

Große Weine, kreative Drinks und spritzige Cocktails für alle
Genießer, denen es nicht allein darum geht, den Durst zu
löschen.

Raymond Dumay
Französische Weine
07/4553

Heinz-G. Woschek
Die großen Weine der Welt
07/4561

Arthur Weidmann
Kreative Drinks ohne Alkohol
07/4572

Marcus Würmli
Alle Weine Italiens
07/4609

Aladar von Wesendonk
**888 Cocktails, Longdrinks und
andere Mixgetränke**
07/4623

Wilhelm Heyne Verlag
München

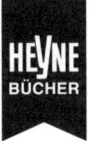

Die größte Kochbuch-
Spezialsammlung!
Praktisch, handlich, preiswert

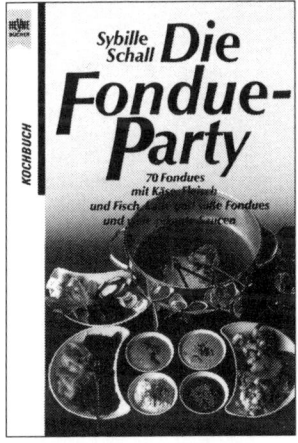

07/4615

Außerdem erschienen:

Roland Gööck
Kochbuch für eilige Singles
07/4457

Lilo Aureden
Was Männern so gut schmeckt
07/4555

Theda Dessaules
**Zauber der orientalischen
Vollwertküche**
07/4590

Monika Kellermann
Milch, Quark, Joghurt & Co.
07/4625

Karin Iden
Hot Stone
07/4645

Cornelia Adam
Das Grillbuch
07/4651

Wilhelm Heyne Verlag
München

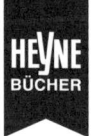

Gesund und schlank mit Heyne-Diätkochbüchern

Dr. Herman Tarnower/Samm Sinclair Baker
Die Scarsdale-Diät
07/4350

Dr. med. Antje Katrin Kühnemann
Trenn-Kost
07/4435

Dr. Anne Calatin
Die Rotations-Diät
07/4475

Ingrid Malhotra
Die Cholesterin-Diät
07/4591

Prof. Dr. Klaus Miehlke
Die Rheuma-Diät
07/4617

Stefanie Roediger-Streubel
Die neue Magen-Darm-Diät
07/4629

Stefanie Roediger-Streubel
Die neue Leber-Galle-Diät
07/4635

Ernst Schönauer
Die neue Schwarzwald-Diät
07/4639

Eva Exner
Kalorientabelle
07/4642

Dr. med. Antje Katrin Kühnemann
Die Kühnemann-Diät
07/4647

Inge Grieser
Das Kochbuch für Neurodermitiker
07/4648

Ursula Paschen
Fit durch Trennkost
07/4653

Ursula Paschen
Das Trennkost-Backbuch
07/4658

Wilhelm Heyne Verlag
München

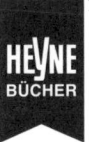

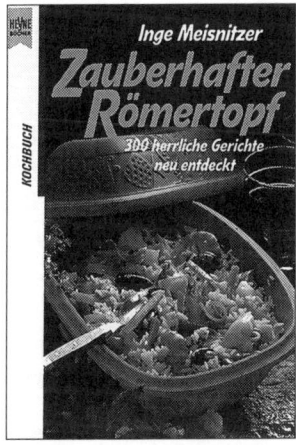

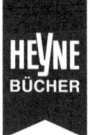

Gesunde Küche
leichtgemacht

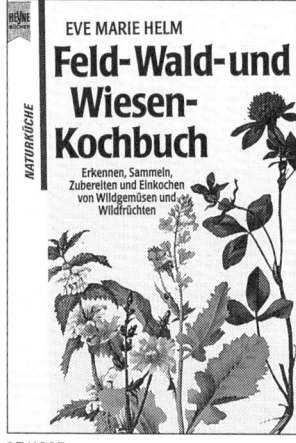

07/4295

Außerdem erschienen:

Rose-Marie Nöcker
Sprossen und Keime
07/4325

Rose-Marie Nöcker
Gesundheit aus dem Zimmergarten
07/4404

Monika Kellermann
Milch, Quark, Joghurt & Co.
07/4625

Rose-Marie Nöcker
Das große Buch der Sprossen und Keime
07/4632

Amadea Morningstar/
Urmila Desai
Die Ayurveda-Küche
07/4633

Rose-Marie Nöcker
Lichtkost
07/4640

Wilhelm Heyne Verlag
München